Beautiful Life

Beautiful Life

Beautiful Life

Beautiful Life

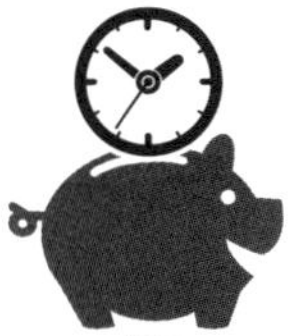

疲勞不過夜。

身兼三職名醫教你如何從疲倦谷底快速回復的V字復原法！

醫師×經營者×經營顧問
裴英洙——著
邱香凝 譯

前言

提高工作表現的V字復原法則

眞想擁有不會疲倦的身體。

這是每個努力工作拚事業的人，至少都曾想過一次的事吧。比方說，連日熬夜的隔天卻得去向客戶提案的時候，或是才剛收假卻覺得沒來由疲倦的時候，總會忍不住希望「擁有不會疲倦的身體」。事實上，就我站在醫師的立場，也常被病患問道：「**不知道爲什麼老是容易累，要怎麼做才能擁有不會疲倦的身體呢？**」

會拿起這本書，就表示你也曾想要「擁有不會疲倦的身體」吧？如果你因爲「感覺疲倦」而去看醫生，負責診療的醫生應該會建議你要有充足睡眠、要攝取營養均衡的食物、工作上暫時不要衝得太快，要放慢腳步……等等。醫生說的也沒錯，如果能做到以上建議的話，說不定眞的可能擁有「不會疲倦的身體」。

然而，身爲一個工作人，無論是確保每天充分的睡眠，還是三餐攝取有如專業營養師擬定的完美食譜，或者是從事毫無壓力的工作，這些都是不可能的事。前面雖然提過我是一個醫生，但我同時也是一個經營者和經營顧問，我比任何人都要清楚，一個每天在戰場般的職場奮鬥的工作人，絕對不可能過那種做夢一般的日子。

那麼，如果問我「眞的拿疲倦沒辦法嗎？」、「絕對不可能擁有不會疲倦的身體嗎？」，答案是「ＹＥＳ」。因爲「人是會累的動物」。

沒錯，要獲得百分之百不疲倦的強韌肉體是不可能的事。只要做了就絕對不會疲倦的魔法也不存在。

不過，**假設現在的疲倦程度是一百，那麼將它減爲一是可能的。面對老是難以消除的疲勞，也可能只需要至今十分之一的時間就能從疲倦中復原。不需要減少工作量，即使一如往常地像個工作鐵人般在第一線奮鬥也沒問題。**我想告訴大家的就是這樣的方法，只要讀完本書，你也能將疲倦控制在最低限度，學會從疲倦狀態迅速V字復原的方法。

從疲倦狀態V字復原，工作成效也會有顯著提昇

爲什麼我會想藉由本書告訴大家「以最快速度從疲倦狀態中復原的方法」呢？**如前所述，其實我自己除了是個醫生之外，同時也是經營者，還身兼經營顧問的工作，本身就可以說是「腳踏三條船」的工作鐵人。**

我的醫師生涯始於外科。不分晝夜爲病患開刀或接急診，過著忙得連睡覺時間都沒有的日子。後來，因爲認爲唯有熟知疾病產生的根源和結構才能拯救更多生命，我開始在大學研究所的相關單位擔任病理專科醫師（專門診斷癌症的醫師）。在醫療第一線當了十年的醫生後，轉而對「醫療機構經營」產生興趣的我，決定一邊以醫師的身分工作，一邊以學生的身分進入慶應義塾大學研究所（經營管理研究科）就讀。並於在學期間設立了醫療機構重建顧問公司，現在仍透過這間公司協助日本的醫院進行改革重建的工作。另一方面，我也沒有放棄臨

床醫師的工作，每天仍與病患接觸、看診。

正因爲有這樣的經歷，**同時站在醫生與工作人兩種觀點的我，看到了許多值得注意的地方**。其中之一，就是我起心動念寫下這本書的動機：「爲什麼一樣都是工作人，有的人總是很累，有的人卻不會呢？」同時，不會累的人往往都是工作表現出色的人，沒錯，就是俗稱的「一流人士」。換句話說，**只要觀察在工作上成功的人，會發現他們不只有能力、效率高，站在醫學的觀點也可以看出他們工作表現良好的理由。**

事實上，我自己在開始創業時，也曾老是覺得身體上的疲勞難以消除。一切對我而言都是嶄新的事物，該學的東西永遠學不完，眞可說是全年無休地投入工作。可是就在某一天，我終於發現這麼做實在沒有效率。如前所述，我認識了許多努力工作，成績斐然的人，在觀察他們生活方式的同時，我也運用了醫學上的觀點探究、分析疲倦的眞相，藉此自我鍛鍊。託大家的福，現在已能快速從疲倦中復原，**工作表現幾乎不再受疲倦影響了。因爲我已經學會從疲倦中復原的V字**

從疲倦中V字復原

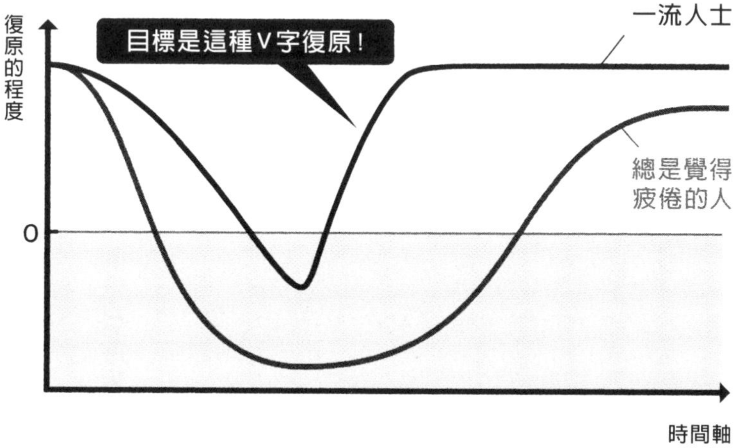

復原法。

那些曾經令我羨慕的一流人士，其實並不是不會累，而是實踐著這樣的V字復原法，快速地從疲勞中復原。我將這套方式介紹給好幾位患者及朋友後，很多人都回報我「變得容易從疲倦中復原了」、「能看出自己的疲倦所在了」、「懂得如何判斷什麼時候特別容易累了」……等等意見，也有人說工作效率因此比以前提昇了不少，眞是令人開心的結果。當然，站在醫生的立場，我絕對不能，也不會說出「只要做〇〇就能擁有不會疲倦的身體」，或「只要吃喝〇〇就不會疲累」等沒有明確證據的話。我在本書中介紹的，是教大家**如何傾聽自己身體的聲音，控制自己的疲勞程度，藉以提高工作表現的方法**。**是非常簡單又單純的方法論**。其中一項工具，也可以說是養成一個非常好的習慣，那就是寫「身體記錄手冊」。（如果因為太忙沒時間看完一整本書，請務必先從第五章的這部分開始閱讀，並加以實踐，相信一定能確實感到變化）

全身倦怠，提不起幹勁，感冒總是不會痊癒……「疲倦」會引起身體種種不適與毛病。還不只如此，「疲倦」也會造成工作表現的退步。比方說，老是感覺全身倦怠的人，在對客戶提案時就會顯得沒有說服力，感冒總是不會痊癒的人，在趕著提出資料的時候，會因為感冒症狀而失去專注力。「疲倦」正可說是工作人的大敵，我們應該多多正視這個問題。

「是人都會累」。重要的是承認這一點。事實上，**願不願意承認這一點，將是造成生活方式大不相同的關鍵**。我透過醫生的工作，看過太多工作人勉強自己拖著疲倦的身體繼續工作的樣子。結果就是在體內累積愈來愈多的「勉強」，最後釀成大病，不得不脫離職場……

工作是一場長期戰爭。二十幾歲的時候，開始感覺工作愈來愈忙碌；三十幾歲的時候，則是工作愈來愈有意思的時期；到了四十幾歲，責任伴隨工作而來；進入五十幾歲之後，工作將帶給自己愈來愈多新的價值。沒錯，**對工作鐵人來說，實在無暇把時間和精力浪費在「疲倦」這件事上**。爲此，有必要學會「最快從疲勞中復原的方法」。

工作表現這種事，只有更好，沒有最好。同時，對工作表現的要求，也無法配合你的身體狀況，忙起來的時候擋都擋不住。爲了戰勝一波又一波的工作，應該早日實踐從疲勞中V字復原的方法，打造一副無論何時都能對工作說「放馬過來！」的身體。

裵英洙

目錄

第1章

首先要了解「疲倦」的構造

第2章

一流人士深知「睡覺的方式」

第3章

讓工作表現維持最佳狀態的飲食對策

第4章

不是消除壓力，而是控制它

第5章

「不想把疲倦帶到隔天」，只要養成一個習慣

第 1 章

首先要了解「疲倦」的構造

1 只要在疲倦「生根」前將它消除就好

對於想獲得不疲倦身體的人來說，「疲倦」就是敵人，除此之外什麼都不是。那麼，我們對疲倦這個「敵人」了解多少呢？

商場上一定有對手。雖然未必一概是敵人，總之是必須想辦法攻略的客戶或廠商。不用說，在面臨談判交涉之際，我們一定會事前調查清楚對方的底細吧。比方說，對方的公司基本情報、強項與弱點、事業環境、談判訣竅……等。知己知彼，百戰百勝，和對手過招之前的第一步，一定得從「了解對方」、「熟悉對方」開始。在面對「疲倦」時，也請秉持相同的思考模式。**消除疲倦的第一步，就是好好了解我們身體內部的「敵人＝疲倦」**。

「疲倦」這個敵人爲了彰顯自己的存在，會先在我們身上引起「倦怠」、

「失眠」、「提不起幹勁」等症狀。這時我們才開始注意到自己「該不會累了吧？」，進而思考或嘗試消除疲勞的方法。

事實上，同樣是「疲倦」，產生的原因可能並不相同。大家或許不太知道，**人類的疲倦主要分成三種類型。**

首先第一種是肉體上的疲倦。這種敵人產生的主要原因在於肌肉。**簡單來說，就是肌肉處於運動所需的熱量不足狀態。**就像要沒油的車子繼續跑一樣，我們的身體如果處於熱量不足的狀態，就會無法使力。不只如此，致疲勞物質還會從中作祟。過去多半認爲乳酸就是致疲勞物質，近年來對疲勞的研究不斷進化，已經發現作怪的壞東西不只有乳酸。雖然不能說乳酸和疲勞完全無關，但將疲倦的原因全部歸咎乳酸仍是錯誤的看法。各種致疲勞物質在體內累積，結果就是造成身體容易疲倦，肌肉緊繃等症狀。

或許有人會說，既然如此，只要一整天不運動肌肉，靜靜待著不要動，就可以過與肉體疲勞無緣的生活了吧？很可惜的是，必須要說答案是NO。如果沒有適度運動，肌肉將會萎縮，變得愈來愈衰弱，肌力愈來愈退化。如果爲了怕疲倦而不運動身體，反而會造成更容易疲倦的身體。

此外，一直保持相同姿勢也會讓局部肌肉更緊繃，容易使致疲勞物質全部堆積在那個部位。這就是爲什麼即使只是長時間坐在辦公桌前工作，肩膀、脖子和腰腿還是容易感覺痠痛。

第二種疲倦類型是**精神上的疲倦。主因來自人際關係、內心的煩惱等造成的壓力，也可以說是心靈上的疲倦**。明明身體沒有哪裡出毛病，卻因爲緊張或壓力太大而提不起精神，你是否也曾有過這樣的經驗呢？出現這種症狀時，就是精神疲倦的警訊。心情低落、憂鬱、容易焦躁煩悶，或是經常提不起食慾、睡不著覺、早上醒來時覺得惶惶不安。還差一步就要變成「憂鬱症」的狀態。如果繼續惡化下去，可能會出現心悸、嚴重暈眩等生理上的症狀。因爲我們人的身體和心靈是密切相關的。

最後一種疲倦類型是**神經性疲倦。比方說長時間坐在辦公桌前工作，或是從事精密度高的工作，視神經或腦神經長期處於緊張狀態所引起的腦部疲倦**。如果一直持續在這種疲倦狀態下，不但注意力無法集中，還會變得健忘，工作表現一蹶不振。對工作人而言，這是最麻煩的一種疲倦類型。

這三種疲倦類型彼此之間關係密切，如果放著不去處理，甚至會形成不同類型的疲倦聯手惡化的下場。更進一步地，會演變為揮之不去，長期困擾人的疲倦問題。我稱這種情形是「生了根的疲倦」。比方說，神經性疲倦造成腦部緊張，到了晚上交感神經仍保持活躍，導致內臟與肌肉無法好好休息，連帶引起身體上的疲倦。反過來說，身體或腦部的疲倦也會造成自律神經紊亂，為精神狀態帶來負面影響。

在疲倦生根之前徹底消除疲倦是很重要的事。因此，無論站在醫生的立場，或是站在同為工作人的立場，我都希望大家能好好實踐這一點。

2 不能被「總覺得有點累」騙了

前面提到關於疲倦的三種類型。現在，無論你想消滅的「疲倦」主因是來自肉體、精神還是神經，第一件非做不可的事就是**釐清「疲倦」的原因**。這是最重要的第一步。就像在處理工作時也是一樣，最重要的是先找出原因，然後再思考對策。

當然，正如我前面所說，有時三種類型的疲倦互為因果，互相影響，要指出自己現在屬於哪一種疲倦類型，的確不是一件容易的事。不過，**只要能察覺引發疲倦的主要導火線，也就是找出最主要的原因，就能先對症下藥了**。比方說，明明引起神經性疲勞的原因不是用眼過度，那麼預防眼睛疲勞對消除疲倦也就效果有限。又或者，明明疲倦的原因不是肉體疲勞，那麼一味攝取高營養飲食，也只會造成營養過剩和肥胖的後果。所以，最重要的是回頭省視自己的行動，找出「現在感覺疲倦的主因是什麼？」

最糟糕的就是「覺得好像有點累，姑且休息一下吧」。聽到我這麼說，一定有不少人因爲被說中而嚇了一跳吧。其實，**在「覺得疲倦」的人之中，這種類型的人是最多的**。覺得累了的時候，重要的是先好好回顧當天一整天，或是回溯這幾天自己的行動。將會在第五章中介紹的「身體記錄手冊」，就是用來輔助你做這個確認的方便工具。

只要明確釐清引起疲倦的問題在哪裡，自然就能找到解決方法。試想，即使是再厲害的超級顧問，也沒辦法在問題根源不明確的狀態下給出正確的解決方案吧。任何諮詢顧問都會先釐清問題，然後才開始找尋解決的對策。

舉例來說，A先生與B先生兩位工作人同時來找我商量「想要消除疲勞」的問題。

A先生在車站上下樓梯時，既不會氣喘吁吁也不會肌肉痠痛，相較之下，B

先生光是在車站上下一趟樓梯就喘個不停，肌肉變得硬梆梆。很明顯的，B先生的疲倦來自肉體疲勞，A先生的疲倦則與肉體無關。對這兩人提供同一種消除疲勞的方式毫無意義，因爲A先生的疲倦原因明明就不是出於肉體。所以，我分別詢問了A先生與B先生在來找我之前那幾天的行動，從中釐清各自的疲倦成因。

這裡舉的雖是肉體疲勞的例子，現在卻有很多A先生誤以爲「就是因爲做了這麼多的運動（工作），所以才會累積這麼多必須消除的疲勞」，因而放慢工作步調或是亂用消除疲勞的商品。老實說，那都沒用。疲倦這種事，並不是像跑全程馬拉松一樣，所有人都有一個明確的終點。也不像量血壓那樣有一個標準值，超過了就要當心。一言以蔽之，**疲倦程度因人而異，疲倦狀況也五花八門**。有些解決對策對某些人有效，對某些人卻毫無意義。所以，最重要的是問自己「是否眞的疲倦？」、「疲倦從何處產生？」、「做了多少工作才會疲倦？」，自己要把握好自己的「基準」。

市面上有許多廣告，宣傳得像是全世界的人都疲累不堪似的，消費者受到廣告的影響，連不需要喝提神飲料的人都買來喝（關於提神飲料的危險性，在第三

了解自己的疲倦類型

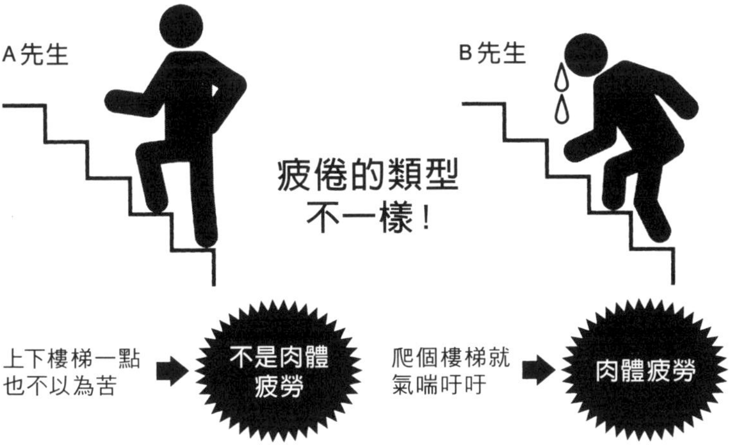
A先生
B先生
疲倦的類型
不一樣！
上下樓梯一點
也不以為苦
不是肉體
疲勞
爬個樓梯就
氣喘吁吁
肉體疲勞

章中會有詳細敘述），不需要就醫的人也跑去看醫生。日語有句話說「病和氣有關」，其實疲倦某種程度也和氣有關。**疲倦的定義因人而異，請不要受別人的「疲倦經驗談」**左右。首先，請先了解疲倦到底是什麼。這對工作人而言是不可或缺的步驟。搞清楚疲倦的眞相是什麼，才有可能預防疲倦，眞的疲倦時也才有辦法找到適當的對策。這就是**從疲倦谷底「V字復原」時，最快也最有效的方法。**

3

承認「是人都會累」

像F1賽車所使用的賽車這種高性能的機械，都必須在賽事中定期進站加油換胎，檢查零件裝備等。更別說我們人體的性能遠遠高於賽車，人體擁有六十兆細胞，每個細胞都有其各自的功能，彼此之間亦互相影響作用，如此得以發揮精密的性能。日常生活中，人體也經常出現以現代科學無法解釋的不可思議現象。換句話說，人類的身體內部就像一部超越所有科學領域的精密機械，不斷進行著精密的相互作用。

正因如此，一如俗諺有云「感冒是萬病之源」，體內只要有一個小齒輪沒有咬合，就有可能引發嚴重疾病，相信大家都能明白這一點吧。同樣的，若我們一直忽略人體發出的「疲倦」警訊，結果就是令身體做出嚴重的反撲。

首先，**最重要的是承認人是會累的**。「是人都會累」的想法，其實是一種**正面思考，積極面對身體可能產生的疲倦，如此一來就會明白，重要的是在陷入疲憊之前整頓好身體**。沒有一個工作人能毫無節制地不斷工作。**看似堅強的工作人，其實只是像Ｆ１賽車一樣，巧妙地在該進站維修的時機好好休息**罷了。因爲他們深深明白自己身體與能力的極限在什麼地方，也知道復原需要哪些過程。

「這麼說來，容易感到疲倦的我該怎麼做呢？」

我彷彿聽見有人這麼問。我想在本書中傳授給大家的Ｖ字復原法的基礎思考，就是：「會累是無可避免的事，但是可以透過某些方法增加對疲倦的容忍額度。」簡單來說，假設**原本做到「這裡」就會累的話，只要加大「這裡」的範圍就可以了**。事實上，值得慶幸的是，無論是肉體的疲倦、精神的疲倦還是大腦的疲倦，任何疲倦只要經過訓練，都有可能提高「容忍額度」的範圍。

以肉體的疲倦來舉例，即使做的是同樣的運動，只要增強肌耐力，就會變得沒有原本那麼容易累。那麼腦部的情形又是如何呢？要求菜鳥員工做部長等級的工作，會因爲做不到的事太多而使大腦陷入混亂。然而，等到菜鳥當上部長的那一天，同樣的工作對他而言將不再那麼困難。因爲在他從菜鳥成爲部長的這段期間中，已不斷地藉由訓練提高了腦力。

換句話說，身體和大腦都可以藉由訓練增強，提高對疲倦的「容忍額度」。這就是「V字復原法」的基本概念。從未跑過馬拉松的人，第一次跑就挑戰全馬豈不是有勇無謀。凡事都要循序漸進，如果無視順序，疲倦馬上就會產生，讓人再也無法重新振作。

想要打造一個不容易累積疲勞的身體，必須先知道不容易疲倦的方法和知識。再說得更清楚一點，就是打造一個肉體和精神都夠堅強的身體。

聽到我這麼說，或許會有人認爲必須接受非常嚴格的運動訓練或精神修行吧。光是工作都忙不過來了，哪還有時間接受新的訓練！你可能也這麼想。不過，我並不是要求你成爲職業運動選手或僧侶，不需要嚴苛的鍛鍊或修行。最重要的是先去「了解」疲倦。**傾聽自己身體的聲音，明白自己對疲倦的容忍額度到哪裡，然後提高它。只要是工作人，應該都能輕鬆辦到。**

不需要特別的「訓練」，那些都是在睡眠、飲食、人際關係等辦公生活中可以使用的訣竅。**對工作人而言，眞正需要的不是根本不疲倦的身體所不需要的東西，而是眞誠面對疲倦、控制疲倦的技術。**

我再以Ｆ１賽車舉一次例子吧。在進站加油換胎的階段，如果不能大致判斷車況哪裡有問題、哪些零件消耗過度，可就無法著手修理。「憑感覺隨便修理」是不行的。

我不是要大家否認疲倦的存在，而是要冷靜分析自己「疲倦的程度」，思考該怎麼樣才能打造出下次不會因爲這種程度就輸給疲倦的身體和大腦。反覆幾次下來，自然就能逐漸擁有不把疲倦帶到隔天的身體。請從「面對自己的疲倦」開始吧。

4

何謂「不把疲倦帶到隔天的身體」

各位聽過「活體的三大警報」這句話嗎？

這裡的三大警報，指的是醫學上用來表示健康危險度的狀態——**「發燒」**、**「疼痛」與「疲倦」**。發燒、疼痛與疲倦症狀，都是身體某處開始「鬆動」的證據。原因有時是不規律的生活，有時是長期太過勉強身體累積而成的苦果，有時是身體在抗議的狀態。三者都可說是疾病的前兆。

「疼痛」和「發燒」這兩種警訊對應起來比較輕鬆。一般人只要感覺身體哪裡疼痛，爲了減緩疼痛自然會採取行動。發燒的時候也一樣，多半會躺下來休息，如果身體某部位發燒，也懂得用冰枕等工具冷卻患部。

然而，在人們普遍的觀念中，「疲倦」的重要性似乎沒有前兩者來得高。日常生活中產生的疲倦和疼痛或發燒不同，總是慢慢累積形成。因爲進行得比較緩慢，相對容易遭到忽略。所以，**等到察覺不妙的時候，往往已經是累積相當多疲倦的時候了。**疲倦也是身體的警訊之一，是告訴我們身體出現異常，必須趕緊採取對策的重要警報裝置。

爲了打造「不將疲倦帶到隔天的身體」，第一步就是學習對這個警訊保持敏感。明明不累卻硬要休息，並不會提高工作表現。相反地，等到疲倦生根了還不休息，總有一天身體會做出反撲。只有擅長拿捏兩者之間的平衡，準確判斷自身疲倦狀態的人，才能成爲一流工作人，在工作上拿出好的成績。

自己做到什麼程度就會累？自己的「疲倦極限」在哪裡？只要了解這一點，工作人決不會超過自己的極限。如前面舉例的Ｆ１賽車，在即將進入可能發生異常的危險水域前，一定會先進站維修，保養車況。因爲車手知道如果硬是進入危險水域，即使順利度過了，接下來的路段表現也一定會大幅滑落。同時，他們也知道任意超越極限，事後反而會嚐到苦果。工作人也一樣，**在超過極限之前就要能預測到極限將近，進而採取策略性的休息，從疲倦中完全復原，迅速恢復戰鬥姿勢，再度投入工作戰場。**

5 「疲倦」和「疲倦感」不同

前面一直強調不要把「疲倦」視爲敵人，要好好面對、了解它。不過，事實上會拿起這本書的人對疲倦都還算有所自覺，說起來這或許還算好的狀況。因爲在疲倦之中，**有很多是連當事人都沒有自覺的疲倦，那也是最容易導致過勞死的可怕疲倦**。

在此要請大家先理解的是，**「疲倦」和「疲倦感」不一樣**。一般而言，這兩個詞彙在使用上幾乎給人差不多的印象，在醫學上卻是截然不同的兩回事。「疲倦」和「疲倦感」有什麼不同？簡單來說，「疲倦」是身體及精神承受負擔時造成的退步表現，「疲倦感」則是個人的心理作用，受到「意志力」左右。

比方說，舉打高爾夫球爲例吧。假設兩場比賽幾乎走了相同距離，身體疲倦的程度也在相同等級，人們卻會因成績的不同而產生不同的「疲倦感」。打出好成績時，即使熬夜打球也不會產生太大的「疲倦感」，相較之下，即使在健康狀況良好的狀態下上場打球，只要不停打出界外球，最終得到遜色的成績時，結束球賽後往往會覺得很疲倦。

其實，**「疲倦感」受到「企圖心」及「成就感」很大的影響**。動物只要累了就一定會休息，只有額葉發達的人類，會受到「幹勁」或「成就感」等情感掩蓋「疲倦感」，因此不容易感覺疲倦。老實說，這種「不容易感覺的疲倦」就是最危險的一種疲倦。**熬夜工作的隔天，還一臉若無其事說著自己「一點都沒不累！」的人，就算自己沒有「疲倦感」，身體還是確實疲倦了。**

我以前曾有過這麼一個患者。年齡介於三十五到四十歲之間，任職於證券公司，是個努力工作也表現良好的業務員。因爲業績好，還曾獲得公司內部表揚。可是，經過我的診斷發現，他有高血壓傾向，肝臟檢查的結果也出現異常，還有輕度的心律不整……換句話說，我在他身上發現了許多健康異常狀況。然而，當我向他本人確認時，他卻說「我一點也不覺得累，甚至因為工作太有趣，完全不想休息呢。」無論我怎麼嘗試說服他接受精密檢查，到了下一次排定的就診日，他卻沒有現身。不料過了幾個月，那位患者又來找我了。這次是因為肝臟數值惡化，心律不整的情形也嚴重到影響日常生活作息了。到了這個地步，非得轉診大醫院接受專科醫師診療不可。結果，他成為必須定期就診的病患，工作的步調也被拖垮。如果他能早點傾聽身體的聲音並採取對策，就不會落到這般田地。

從事有成就感或考驗創造力的工作時，往往不太容易感覺疲倦。這也是因為疲倦感深受「企圖心」和「成就感」左右的緣故。有一種說法是：從事愈容易得到成就感的工作，愈容易過勞死。或許原因就在這裡。每天在工作上獲得的成就感會掩蓋疲倦的感覺，結果就是不斷累積「疲倦感與真正的疲倦」，最後走到過勞死的下場。前面提到的病患如果一直放著不管，惡化下去，說不定也會迎向過勞死的悲慘結局。

就算不至於如此，身為工作人的各位是不是也曾有過在順利完成一個大企劃後，緊繃的身體忽然放鬆，結果就得了感冒或臥病在床的經驗？在推行企劃的過程中，因爲緊張掩蓋了疲倦感，自己沒有警覺，可是身體卻是確實陷入了疲倦，造成抵抗力衰退，持續著什麼時候發病都不奇怪的狀態。等到企劃一成功，緊張情緒一放鬆的瞬間就感冒了。這就說明了，就算表面上沒有疲倦感，疲倦還是毫無疑問地滯留體內深處。

身體是很誠實的，**請銘記「即使減輕了疲倦感也不代表減輕了疲倦」的箴言，這是保護自己不因過勞而死的重要方法。**

6 一星期中每三天為一個段落的「不累積生活」

頂尖的工作人，**除了擬定工作預定表外，也可以把休息預定表放進行事曆中。**雖然是老王賣瓜，我自己也會在擬定行事曆時，留下「什麼都沒有」的空格。那就是我用來休息的充電時間。可以根據當時的狀況在家打滾、做點簡單運動，或是和交情好的朋友去喝兩杯。

工作一忙起來，行事曆會不斷被開會討論、製作企劃書、跑業務……等工作方面的事項佔滿。**明明行事曆中原本還有可以休息的空檔，可是愈努力的人，愈容易在談工作的時候忍不住回答對方「如果是某某時間的話，目前我還有空」。**結果就是換來一本寫得密密麻麻的行事曆。這會成為慢性疲勞的原因，使疲倦在體內不斷累積。為了不要招來這種後果，**請在擬定行事曆時，刻意安排休息的時

計劃性疲倦的建議

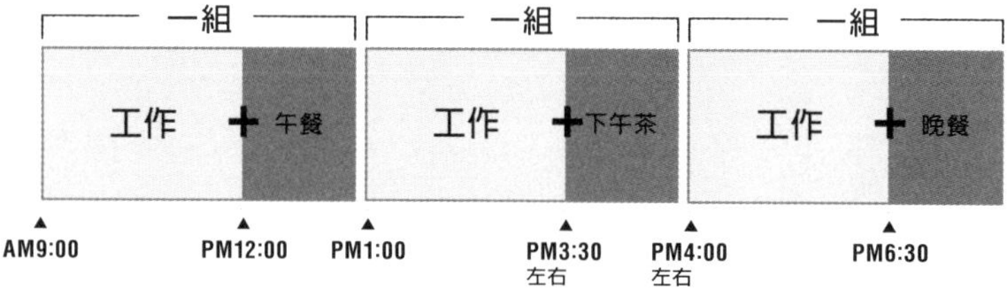

將一天的工作時間分成三區段思考

間吧。我的建議是，最好把休息也當作工作的一部分。工作＋休息才是一個完整的單位。跑一百公尺就得休息五十公尺，大概是這樣的感覺。想從疲倦之中V字復原，事前需要做好萬全的準備。想到了才休息的復原法，無法在長期抗戰中獲勝。這就是我所說的「策略性消除疲勞」復原法，也就是**計劃性的疲倦**。

比方說，在擬定一整天的計畫時，假設工作時間是八小時，就以上午九點到十二點爲止的三小時，加上午餐時間的一小時爲一組，下午一點到三點半的兩個半小時，加下午茶時間的十五分鐘爲一組，再以傍晚四點左右到六點半爲止的兩個半小時加晚餐時間爲一組。就像這樣，在劃分時間表時，將工作時間與休息時間視爲同一個段落。要是一整天都在工作，光想就令人覺得難受，可是，以三小時左右爲一個段落來思考的話，就不用一直保持在緊繃狀態，也更能提起幹勁努力。不是只有躺下來睡覺才叫休息。走到便利商店買買東西，閉上眼睛冥想，慢慢喝杯咖啡都能獲得充分的休息。

更進一步地，在擬定一整個星期的工作計畫時，可將星期一到星期三設定爲全力投入工作，星期三晚上爲自己保留和朋友聚餐或上健身房揮灑汗水的時間。星期三是不加班日。到了後半星期，再加把勁度過星期四和星期五兩個工作天，至於星期六和星期天，則爲自己安排一段慢活放鬆的時間。最好像這樣，以三天爲一個段落來規劃整個星期的預定表，不要總是保持在緊繃狀態。請記住：**不是找工作空檔安排聚餐或健身房，而是打從一開始安排工作時，就要把休息時間規劃進去。**

當然，我知道也有人會說「工作沒有辦法這麼隨心所欲安排」。問題是，如果不刻意去規劃，絕對很難確保休息時間。剛開始或許無法隨心所欲安排，可是只有鼓起勇氣「主動安排休息時間」，才有可能進化到控制疲倦的境界。

理想的狀態是，**配合身體和頭腦疲倦的程度，準備幾種不同的消除疲勞模式**。比方說輕微疲倦時就上健身房運動，中等程度的疲倦就安排和朋友聚餐，重度疲倦則需要充分的睡眠。可以多方嘗試，直到找到最適合自己的方式爲止。

以我自己的例子來說，身體感覺輕微疲倦的時候，我會大量攝取以肉食爲主的食物。如果是頭腦感覺輕微疲倦，就會給自己一段時間，待在光線較暗的地方冥想。身體感覺中度疲倦的時候，對策是泡澡和多喝運動飲料，大腦感覺中度疲倦時，則是到健身房運動，什麼都不要想，盡情消耗體力流一身汗。身體和大腦感覺重度疲倦時，就先攝取大量水分和糖分，然後好好睡一覺。只要採取以上幾個方法，大多數時候都能順利從疲倦中復原。

7 不要老是追求「年輕時的自己」

身邊的工作人經常把「上了年紀就是容易累」掛在嘴上。每個人都希望自己能維持年輕時的體力，最好能像以前一樣擁有不知疲倦爲何物的身體。然而很遺憾的是，站在醫學的角度，「上了年紀就是容易累」這句話正確無誤。現實就是這麼殘酷，隨著年齡增長，體力必然會衰退。

我自己從學生時代就打美式足球，出社會後也持續練拳擊，對自己的體力很有自信。三十幾歲時住在高樓層公寓，每天爬樓梯上下位於二十六樓的家也不是問題。可是，現在住的公寓位於六樓，超過四十歲之後我就一點也不想爬樓梯了。現在要是回去住當時那個二十六樓的家，還像以前一樣每天上下樓梯的話，一定會累得根本沒辦法工作。

經常有人以「上了年紀更要鍛鍊體力」爲由，勉強自己在日常生活中運動，結果反而因爲體力消耗過度而影響工作表現，可以說是本末倒置的行爲。不知爲何，很多人**明明上了年紀卻還對自己的體力過度自信，有勉強自己的傾向**。其實，任何事情都該以適度爲原則才是。

爲什麼身體會隨著年紀的增長而愈來愈不聽使喚呢？

這是因爲司掌運動機能的肌肉、骨骼和關節，會隨著年齡增長，出現老化現象。比起滿不在乎上下二十六層樓的我，現在這個只爬六層樓就氣喘吁吁的我，身體已經出現明顯的老化。年輕時輕易就能做出的動作或運動，也會因上了年紀而變得遲緩，或是在勉強運動後感覺身體疼痛。

以肌力老化的例子來說，肌肉是以細長肌肉纖維組成，而肌肉纖維的數量會隨著年齡增加而減少，纖維本身也會逐年變細。簡單來說，就是肌肉纖維會隨著年齡的增長逐漸萎縮。肌肉的重量在成人時達到體重的大約百分之四十。關於年齡與肌肉份量的關係，雖說每個人多少會有差異，不過基本上從四十歲開始，每年大概會減少百分之零點五。六十五歲之後減少的速度更快，到了八十歲甚至可能比原本減少百分之四十。年輕時買的褲子，大腿或小腿部分在老了之後穿起來顯得空蕩蕩的，就是因爲肌肉減少的緣故（腰圍則可能會比以前大上許多）。

至於骨骼，骨密度也會隨著年齡增長逐漸疏鬆。十五歲後到二十幾歲這段期間是骨骼成長的巔峰，之後隨著年紀的增加而逐年減少。嚴重的時候，還會引起骨質疏鬆症。尤其是女性，更需要多加提防骨質疏鬆。女性的骨密度在十八歲左右達到巔峰後，一直到四十五歲左右雖能保持一定密度，從五十歲左右開始便會一口氣驟減。

主要原因之一，是停經後女性荷爾蒙的分泌衰退。女性荷爾蒙中的雌性激素與骨骼新陳代謝有關，有減緩骨吸收，抑止骨骼中鈣質溶解的作用。但是女性停經後雌性激素銳減，鈣質快速溶解，骨骼生長的速度趕不上鈣質溶解的速度，骨頭就會變得脆弱。

因爲肌肉和骨骼隨年齡增長起了這些變化，即使做同樣的運動，比起十幾二十歲時，三十幾歲四十幾歲時做起來更容易感覺疲倦。體力衰退了，疲倦程度自然也會改變。如果不去正視這一點，一味想要努力維持年輕時的體力，只能說是有勇無謀。若是因爲這樣把身體弄壞，反而影響到工作上的表現。

隨著年齡增長而變得更容易疲倦這件事，除了受到肌力衰退的影響外，也和睡眠與飲食有很大的關係。比方說，經常聽人提起年紀愈大睡眠愈淺，壓力一大就睡不著。至於飲食方面，沒辦法再像年輕時一樣吃那麼多肉，前一天吃了油膩的食物，隔天一定會胃酸過多等等。雖然人有時候無法戰勝年齡，但請不要把年齡當作藉口。

對於**即使上了年紀也想繼續活躍於第一線的工作鐵人來說，和「睡眠、飲食、壓力」好好相處是很重要的事**。只有能善用這三者、控制這三者的人，才能成爲一流的工作人。下一章要介紹的，就是身爲工作人該如何好好利用這三個重點，以及藉此提昇工作表現的訣竅。

第1章——首先要了解「疲倦」的構造——總結

疲倦有三種

「肉體上的疲倦」、「精神上的疲倦」、「神經性的疲倦」。首先必須釐清自己的疲倦屬於哪一種。不要被別人的「疲倦經驗談」牽著鼻子走。

雖然無法讓「疲倦」程度歸零，但能減少到現在的百分之一

就醫學觀點來看，想獲得「不疲倦的身體」並不可能。但是只要了解疲倦的真相，學習對付疲倦的方法，就有可能大幅減少現在的疲倦。

一流人士清楚知道自己為何疲倦，會在過度疲勞前安排休息

「把一天分成九點～十二點＋午餐時間、十三點～十五點三十分＋下午茶時間、四點～六點半＋晚餐時間」的三個段落。「把一星期分成星期一～三＋星期三晚上的自由時間、星期四～五、星期六～日的休息時間」三個段落，目標是規劃一個採取「策略性休息」的預定行事曆。

第 2 章

一流人士深知「睡覺的方式」

8

不知不覺養成的四種失眠壞習慣

受失眠所苦的工作人愈來愈多。來找我商量「睡不著」、「睡眠太淺」的人也是絡繹不絕。通常這些人的下一句話一定會是「所以總覺得消除不了疲勞」。如果想以從疲倦中V字復原爲目標，也就是**想從疲倦的谷底急速恢復活力，就大多數的例子看來，其中一個重要因素正與睡眠有關。**

爲什麼受失眠所苦的人會增加這麼多呢？根據以日本國民爲對象進行的疫學調查指出，約有百分之二十的成人自認失眠，百分之十五的人白天也受睏意所苦，超過百分之五的人經常以輔助藥物或飲酒幫助睡眠。

二〇〇七年日本厚生勞動省舉行過一項有關國民健康與營養的問卷調查，

結果**國民中每五人有一人回答「沒有取得足夠睡眠與休養」、「總覺得睡眠不足」**。事實上，失眠症罕見於幼兒或青少年時期，多半從二十幾到三十幾歲時開始出現。中年之後急速增加，四十到五十幾歲是失眠症發生的巔峰期。一般認爲這個數據產生的背景，與人口高齡化、生活型態多樣化有關。

對工作人而言，特別需要注意的是生活步調的紊亂和壓力等原因。**隨著工作量與責任的增加，失眠的情況可能變得更嚴重更惱人，失眠幾乎已經可以說是「工作人病」了**。

因爲工作壓力而睡不著，疲勞遲遲無法消除。因爲這樣而產生的壓力又使得自己更難入睡，成爲一種惡性循環。結果很可能因此造成工作上的重大失誤。

此外，病患找我商量失眠時，經常提出的疑問是「該睡幾小時才算足夠？」。我很明白大家想得到「○小時」的明確數字，很可惜的是，答案還是「因人而異」。

舉例來說，有個人一天只睡三小時左右，可是當事人一點也不覺得睡眠不足，那就不算失眠。相反地，睡了超過八小時卻一路淺眠，得不到熟睡感，這樣的人就必須歸類於失眠症。換句話說，**每個人需要的睡眠時間不一樣**。

不過，我也從諸多受失眠所苦的工作人身上看出了幾個共通點。在此先請我的失眠症患者A先生出場吧。

以下是A先生的日常生活。

白天在外四處跑業務，一邊在咖啡廳喝咖啡，一邊拿出電腦打報告。回到辦公室則馬不停蹄開會、處理文件資料，幾乎每天都搭最後一班電車回家。有時甚至搭不上末班車，只得搭計程車。回家後則是一邊準備隔天提案要用的資料，一邊吃便利商店買來的微波便當等遲來的晚餐。餐後喘口氣，看看當天電視新聞，喝一杯咖啡或抽根菸，之後才上床……

像A先生這樣的工作人到處都有，而**他的生活方式中潛藏著四個造成失眠的「條件」**——

①**幾乎都在工作，沒有運動；**

②**因爲時間不夠，總在睡前吃晚餐，而且一口氣吃很多；**

③**喝咖啡不看時間，沒有節制；**

④**睡覺前抽菸**。

我們一條一條仔細分析吧。首先是①的運動問題。像A先生這樣總是在工作，而無法騰出固定時間運動的工作人一定很多吧。白天運動可以令身體產生適度疲倦，對促進夜間的睏意有幫助。說來或許令人意外，**光是改善這一點就能改善失眠症狀，這樣的例子並不少**。平常沒有運動習慣的人，可以先從不搭電梯改走樓梯開始，僅僅在日常生活中加入這些適度的運動，就能產生值得期待的效果（當然，嚴禁過度勉強身體）。

另外，對忙碌的工作人來說，最怕被提起的應該是②的飲食問題了吧。事實上，飲食問題和失眠關係匪淺。連晚餐都捨不得花時間去吃，全部用來投入工作，將近深夜才回家，一到家立刻吃飯，吃完馬上上床……**這正是典型失眠人的生活型態**。爲了獲得良好的睡眠，胃裡不能塞滿食物，也不能空無一物。在胃裡塞滿食物的狀況下就寢，上床後胃部仍忙於消化，導致身體處於興奮狀態，自然無法順利成眠。

尤其是吃了**富含蛋白質或脂肪的油炸或煎炒等食物時，需要耗費四小時才能完全消化**。也就是說，臨睡前吃重口味的食物，上床時正好是胃部消化活動進行得如火如荼的時候。這樣怎麼可能擁有良好的睡眠品質呢。**早上起來總是覺得胃酸過多、胃不舒服……原因就在這裡**。基本上，**晚餐和就寢之間最好間隔至少三小時**，請隨時提醒自己。

至於第③點的睡前喝咖啡，相信大家都知道問題出在哪裡。咖啡裡的咖啡因具有清醒作用，會讓腦袋清醒，難以入睡。**如果要喝咖啡，原則上請在上床就寢的至少四小時前喝**。

第④點的睡前抽菸也是造成失眠的原因。**香菸裡的尼古丁也具有清醒作用**。抽菸同樣會使人頭腦清醒。尼古丁在體內需經過兩小時才會減半，**抽菸的人從上床的至少兩小時前就應該禁菸**。根據對吸菸者做的睡眠狀況調查顯示，吸菸者中有許多人有淺眠的問題，很難獲得良好的睡眠品質。比較吸菸者與不吸菸者可以發現，吸菸者在睡眠中發生無呼吸症候群的機率，比不吸菸者高了二點五倍。

接下來介紹一個我私人朋友的例子吧，他成功地改掉了這些日常生活中的習慣，大大改善睡眠品質。同爲工作人的他雖然不是A先生，但也有運動不足、太晚吃飯以及愛喝咖啡的習慣。私下來找我商量睡眠不足毛病時，我把前述幾項需要注意的要點告訴了他。

一開始，這位朋友當然也提出「沒那麼容易改掉……」的反駁。於是我告訴他：**「我也知道同時改掉所有問題有困難，重要的是一步一步來，從做得到的地方先下手改善。」**我請朋友先從改變晚餐時間開始想辦法，給他的第一個指令是**「盡量在晚上七點的用餐時間吃點簡單的東西果腹」**。三明治或御飯糰也沒關係。這麼一來，回家之後就不會因爲太餓而狼吞虎嚥、暴飲暴食。

接著，我請他把家裡的咖啡換成無咖啡因商品。這是因爲就算禁止在家喝咖啡也很難長期嚴格遵守，既然如此，**與其戒掉喝咖啡這個「行爲」，不如稍微改變喝的內容物**。

雖然工作忙碌的人很難改變運動不足的現狀，像這樣從做得到的地方開始執行改變後，他笑著向我報告，安眠的日子增加了不少。**改善失眠症狀之後，遇到早上舉行重要會議時，頭腦變得比過去更清醒，提案效果也更好，不久也從他口**

中聽到「前幾天被客戶稱讚」等好消息呢。

即使知道該做什麼才能解決失眠問題，該做什麼對健康才比較好，忙碌的工作人還是很難完全執行，就算執行也持續不久。我認爲會有這種意見是無可厚非的。所以，**請不要想著從一開始就全部做到**。像我對朋友的建議那樣，**一步一步來，只要逐漸改變，效果一定值得期待。**

「睡不著的人」容易養成的四個壞習慣

1 運動不足

解決對策 ⬇

在日常生活中培養改走樓梯等適度的運動習慣。

2 睡前暴飲暴食

解決對策 ⬇

晚上七點先吃點簡單的食物果腹。

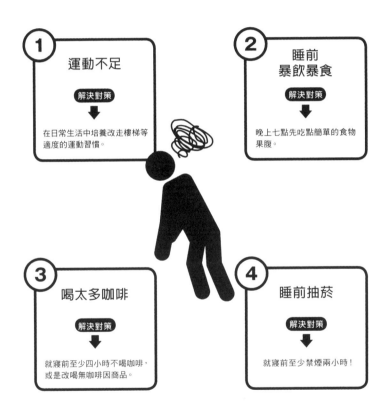

3 喝太多咖啡

解決對策 ⬇

就寢前至少四小時不喝咖啡，或是改喝無咖啡因商品。

4 睡前抽菸

解決對策 ⬇

就寢前至少禁煙兩小時！

請先從做得到的項目下手，一步一步執行！

9 無論如何都得熬夜工作時，隔天有效復原的方法

月底我造訪了某企業，發現不少人辦公桌上放著提神飲料。一問之下才知道，幾乎所有人都說「月底結案的工作很多，經常需要連續熬夜，離不開提神飲料」。爲了工作只得犧牲睡眠時間，那一瞬間我看到的應該是許多工作人的常態吧。

月底一忙起來，職場的確會化身爲教人覺得「把時間拿來睡覺太浪費」的戰場。然而，我的看法是，**正因月底是最講求工作表現的時候，才更應該妥善管理工作時間**。

考試或截稿的前一天，犧牲睡眠多花時間讀書或工作，確實比起把時間拿去睡覺，能記憶更多書本內容或做更多工作。可是請不要忘了，**這麼做反而會讓讀**

書或工作效率及品質下降。人從早上醒來之後，經過十三個小時作業效率就會降低。換句話說，以早上七點起床來計算，晚上八點過後就無法繼續期待工作效率了。

那麼換成讀書呢？熬夜一個晚上記住的東西，很快就會隨著時間經過而遺忘。睡眠不足會奪走人們的記憶力與思考力。人類在淺眠的快速動眼期間無法整理記憶，當睡眠時間極端減少時，好不容易讀進腦中的東西將無法經過大腦整理，也無法在腦中成爲固定記憶。對考生或即將參加資格考而努力用功的人來說，眞可說是致命性的失誤。

舉例來說，在熬夜工作時，你一定也曾有過以下三種經驗吧。

①**缺乏專注力**：不斷犯下簡單的失誤，出神發呆。
②**記憶力衰退**：剛剛才記住的東西馬上忘記。
③**思考力減弱**：無法順利與人對話，無法理解別人說的話。

不僅如此，熬夜對身體健康也會造成很大的傷害。熬夜隔天「總覺得身體不大舒服」的原因就在這裡。連續熬夜工作幾天下來，除了睡眠和清醒的身體節奏變得不規律，體溫、血壓、荷爾蒙分泌等其他生理現象也會陷入紊亂。結果不是成爲極端的夜型人，就是得了早上起不來的「睡眠相位後移症候群」，引發不規律的入睡與清醒時間，甚至演變成一天睡好幾次的「不規則型睡眠清醒模式」睡眠障礙。

醫學已經證實，熬夜形成的睡眠不足，會在**白天導致睏意、全身倦怠感、頭部悶重、不安、焦慮等身體及精神上的問題，對健康造成影響**。更有甚者，**引起血壓、血糖與中性脂肪數值上升，提高罹患糖尿病、高血壓、高脂血症等生活習慣病和心肌梗塞、腦血管病變等疾病的風險**。

此外，失眠還會造成**免疫力下降，增加罹患流行性感冒等傳染病的可能，或產生癌症誘發及惡化的因素**。同時也有研究指出，失眠會使產生飽足感，抑制食慾的荷爾蒙「瘦體素」減少，令促進空腹感和食慾的荷爾蒙「飢餓素」增加，**引起肥胖問題**。

還有，失眠對工作人而言最致命的一點，是會**招來記憶力與專注力的衰退**。

睡眠不足也是誘發憂鬱症的危險因子之一，在已罹患憂鬱症或恐慌症的狀態下，若失眠情況惡化，甚至會提高自殺機率，可以說是相當危險。由此可知，**熬夜的缺點罄竹難書，好處卻屈指可數。**

然而老實說，身爲工作人的我也明白，總是會有無論如何都必須熬夜的時候。就連我自己也一樣，幾個月中一定會面臨一次非熬夜不可的狀態。前幾天，我必須製作提出一份將近兩百頁的報告書，明明隔天就得提交了，我對內容卻怎麼也不滿意，抱定熬夜的覺悟著手修改。完成時已經是隔天早上六點。雖然能以自己滿意的形式提出報告令我心滿意足，情緒高昂，可是身體和大腦都已疲憊不堪。那時我採取的行動，無法迴避熬夜的各位也能做到。

我到底做了什麼呢？那就是：在我**覺悟必須熬夜的瞬間，立刻變更隔天上午的預定工作計畫，盡可能用簡單不花腦力的工作取代原本的工作**。以我的例子來說，**當我發現今天大概必須熬夜時，甚至會將隔天一整天的工作都犧牲或排開**。如果可以調整工作計畫，改天休假一天好好休息是最理想的狀態。無法做到的話，就盡量安排不要求工作表現的單純事務性工作。比方說整理資料檔案，或是填寫簡單的文件等，不怎麼需要專注力的工作。

人的身體絕非萬能。爲了維持平時良好的工作表現，過度努力的時候一定要找時間補回來（安排休息），這是必要的觀念。

10 早起最好連續七天

和失眠一樣經常聽見的，還有「早上爬不起來」、「睡醒之後腦袋不清醒」等煩惱。在介紹如何解決這類煩惱的方法前，我們先來看看工作人A先生早晨的行動吧。

一如往常地，在出門前一小時聽到鬧鐘聲而起床的A先生，因爲前一晚喝多了，忍不住想著「只要動作快一點，再多睡十分鐘沒關係吧……」。不料，躺回床上睡回籠覺的A先生再次醒來時，時針已經指向原本應該出門的時間了。他急忙從床上跳起來，腦袋瞬間清醒也陷入混亂。只見他迅速開始準備上班，腦中換算如何轉乘電車最節省時間。說不定連遲到時的藉口都想了好幾個，同時計算著因遲到而來不及做的工作該如何重新安插進行事曆……就這樣，他的腦袋以驚人高速開始動了起來，連自己都嚇了一跳。

大家一定也曾有一兩次像「A先生」這樣的經驗吧？這正可說是「一醒來立刻明確掌握該做什麼事」的極限狀態。就算頭腦不至於動得這麼快，**只要醒來的瞬間腦袋是清醒的，感覺神清氣爽、朝氣十足的話，根本不會有「爬不起來」的煩惱**。當然，我的意思不是要大家每天早上都在上述A先生那種情形下起床。要是每天過著那種生活，恐怕有幾顆心臟都不夠用。不過，藉由某種方法，倒是可以得到類似的效果。這種方法我自己也在實踐，那就是「**事先準備好一大早就非做不可的事**」。這個「**早晨的第一件待辦事項**」，能夠**使剛醒來的頭腦驚人地清醒俐落，毫不拖泥帶水地展開新的**一天。

「晨間活動」就是其中一個選項。比方說，可以利用早晨時間參加集體讀書會，或是和朋友約好一起慢跑。因爲是必須與其他成員一起從事的活動，一旦遲到就會給別人添麻煩，在「早上有不能遲到的活動」這個壓力之下，自然能夠順利早起。這個方法的重點是：**不要給自己太大的壓力**。假設爲了達到早起的目的，刻意把當天截止的資料留到當天早上才做，這種做法風險太大，可能會收到反效果。當「非做不可」的壓力大到令前一天晚上睡不著時，完全就是本末倒置的行爲。「晨間活動」**最好安排與自己的嗜好及學習有關的活動，或是對工作進度影響不大的會議等等**。

對於「曾經嘗試晨間活動，可是總是持續不久」的人，讓我傳授你幾個壓箱底的祕方吧。那就是**「製造獎勵」**、**「拖別人下水」**和**「至少持續七次以上」**。

首先是「製造獎勵」。舉例來說，在早晨的第一件待辦事項中加入「可以一邊吃自己喜歡的蛋糕一邊做」的條件，或是在一起從事活動的成員中找一個自己喜歡的對象，爲了和那個人見面就會努力早起了。這種做法**乍看之下似乎動機不單純，卻很有可能幫助你長久持續下去**。

接著是「拖別人下水」。一個人努力，難免會有戰勝不了睡意的時候，那就**製造一個把別人拖下水，讓自己沒有賴床藉口可言的狀況**吧。不只晨間活動，安排工作團隊在早上固定舉行正在進行中企劃的簡單早餐會議，或許也是一個不錯的選擇。

最後是「至少持續七次以上」。在日文中，有個用來形容三分鐘熱度的俗語「當三天和尙」，要是只持續三天（三次），即使中斷了或許還不會覺得可惜。可是，一旦持續七天（七次）才中斷，就會令人產生「**好不容易持續了一個星期，半途而廢太可惜**」的不甘心理。更進一步來說，只要能堅持七次，一定也能充分體會早上神清氣爽地醒來有多少好處了吧。

附帶一提，在我就讀慶應大學經營管理研究科時，曾經企劃過名爲「動力早餐」的讀書會。這也是前面提到「晨間活動」的一種。從早上七點開始，由經營管理研究科的夥伴們輪流準備主題的讀書會。每星期舉行兩次左右，因爲能讓大家養成早起的好習慣，頗受夥伴們好評呢。

11 就算不睏也要午睡

很抱歉突然這麼說，其實我經常午睡。如果有沙發就睡在沙發上，趴在桌上或搭電車時也可以睡。偶爾如果醫院裡有空床位，我也會睡在病床上，不過那種時候一定盡可能不要被人看見。我的午睡和前一天晚上是否睡眠不足無關。正如第一章也寫到的，我會將一天的工作分成三個段落，那時我**通常會將午睡和午餐綁在同一個段落中**。

就某種意義而言，午睡就像每天必做的工作。或許有人會斥責「工作中睡覺，太不像話了！」，可是我認為**身為一個專業人士，拖著疲倦的身體繼續工作，致使工作表現下滑才更不像話**。

不過我的午睡並非單純因為睏了才睡，也不是不知節制地一直睡。我相信唯有能夠**提昇下午工作表現的「策略性」午睡**，才能讓自己從競爭者中脫穎而出。

那麼，以下就開始爲大家介紹我如何進行這種「策略性午睡」吧。

1. 不睏也沒關係，豁出去睡就對了

完全沒有必要熟睡，**光是打個盹或躺下來歇息一下也完全沒問題**。躺下來休息能增進肌肉與內臟的血液循環，彷彿洗去身體與大腦的疲倦一般。經常看到一些推廣趴在桌上午睡的公司，其實如果場地允許的話，**躺下來午睡的效果是趴著的兩倍到三倍**。

2. 午睡時間控制在三十分鐘內

長時間的午睡會使大腦進入熟睡模式。醒來之後可能會面臨慢性持續的睡意。**事先決定好時間的午睡效果比較好**。現在也有不發出聲音，以振動方式通知時間的鬧鐘，使用這種鬧鐘就不用擔心對周遭的人造成困擾，可以很放心地睡個午覺。

3. 一定要在下午三點前完成

太晚午睡是造成體內節奏紊亂的原因，有可能導致晝夜顛倒的生活。按照一般的體內節奏，**下午兩點會是睡意最強的時候，利用這段時間前後午睡，效果最好。**

4. 讓身體徹底休息

要休息就要做好徹底休息的覺悟，不要無謂地看書或思考。還有，最好讓身體也一起進入休息模式，**首先鬆開領帶和皮帶，拿下手錶，脫下鞋子。如果只能待在光亮的地方，就爲自己準備一個眼罩，無法避免聲音吵鬧的話，就戴上耳塞。**

5. 醒來時給予大腦刺激

午睡醒來如果只是發呆的話，眞不知道自己午睡的意義到底是什麼。爲了在午睡醒來後火力全開投入工作，醒來後需要多做幾件事。比方說，**去曬曬太陽，沐浴在光線下，或是用冷水洗臉，跟身邊的人說說話，爬一層樓梯……**等等。

現在已經有不少企業發現午睡的重要性，在公司中倡導午睡了。利用午睡帶來的效果，一口氣提高下午的工作表現吧。這也是上述從疲倦中快速復原的方法之一。

12 「睡不著」就不要沖澡

在這裡，我想請問晚上總是很難睡著的人一個問題。你是不是經常說著「因爲○點了所以得睡覺了」、「在○○之後就該睡覺了」，以某個時間或行動爲基準來決定上床的時間？

這個幾乎所有人在潛意識中養成的習慣，其實暗藏極大的錯誤觀念。**睡眠這件事，不是上床躺好等待睡意來臨。感覺睏了所以上床睡覺，這才是正確答案。正確的不是「因爲○點了所以得睡了」，而是「因爲睏了所以得睡了」**。

聽到我這麼說，或許會有失眠症患者反駁，「這麼一來，我不是永遠都不用睡了嗎？」可是，反過來想，能在希望睡覺的時間迎來「睡意」的高峰，才能眞正管理自己的睡眠，也才能獲得無論質或量都適合自己的睡眠。

一流的工作人爲了確保良好睡眠品質，連睡覺前做的事都很重視。

所謂「睡眠品質決定於上床之前」，說得一點也不誇張。當然，注意不去做妨礙睏意自然降臨的事也很重要。具體來說，像是**睡前四小時內不攝取咖啡因、睡前不抽菸、睡前不喝酒，睡前不用過熱的洗澡水洗澡、睡前三小時內不吃東西、睡前不玩手機、不看電腦螢幕等會刺激眼睛的東西，也不去光線太強烈的便利商店……**等等。

爲什麼不能洗太熱的熱水澡呢？其實在一天當中，人的體溫會按照一定的規律起伏。夜晚體溫開始下降，早晨是體溫最低的時候，接著，從白天到傍晚體溫逐漸升高。晚上身體開始準備睡覺了，體溫也會跟著下降。如果在臨睡前洗了熱水澡，身體活動所需的交感神經受到刺激，等於違背了身體正在進行的降溫準備。

如果想慢慢放輕鬆入眠，**洗澡水最好設定在攝氏三十八度到四十度，泡澡二十到三十分鐘**。這麼做能幫助副交感神經上升，剩下的只要注意泡澡時水溫不要太涼，**等到感覺體溫稍微降低時鑽進被窩，就能睡個香甜的好覺了。**

很多人因爲忙碌，往往捨棄泡澡，只用淋浴解決。其實，**睡前淋浴也是妨礙睡眠的主要因素之一。**

蓮蓬頭水柱噴在身上會造成刺激，導致睡前的大腦無謂的興奮。因此，如果想要提高睡眠品質，建議最好選擇盆浴而不是淋浴。

睡前不能吃東西的原因前面也已經提過了。**手機、電腦和深夜的便利商店，也是妨礙睡眠的重要因素。**

從下班回家到上床睡覺的幾個小時，是心靈和身體放鬆休息的時間。辛勤工作了一整天，只有這段時間「終於能做自己喜歡的事了」，因而拿著遙控器看電視或滑手機的人應該不少。或許也有工作人會利用睡前這段時間，每天晚上打開電腦或手機確認是否有工作上的重要信件。事實上，**睡前看手機或電腦確認郵件，或是因爲睡不著而上網，這些都是加重失眠的原因。**

首先，在睡前傳送新情報或新刺激給大腦，會使大腦進入清醒興奮的狀態，胡思亂想睡不著覺。其次，電腦或手機螢幕釋放的藍光，是人眼可視光線中能量最強的種類，某些醫學報告指出，持續盯著這種光看時，會抑制促進睡意的荷爾蒙「褪黑激素」分泌。

不只手機和電腦螢幕的光，房間的燈光也是妨礙睡意產生的原因之一。把寢室大燈打開睡覺的人固然不多，客廳的電燈又是如何呢？

一般來說，室內照明光的照度約介於一百五十到五百勒克斯之間。被稱爲睡眠荷爾蒙的褪黑激素，通常從入睡前開始分泌。不過，目前已經證實超過五百勒克斯的光，或是波長較短的（藍）光，會令褪黑激素難以分泌。

換句話說，當室內過於明亮時，人體就無法獲得提昇睡眠品質不可或缺的褪黑激素。順便說明，便利商店的燈光據說高達兩千五百勒克斯，因此，睡前千萬不要前往便利商店購物。

想要擁有舒適的睡眠，最好**從希望的入睡時間前一、兩小時起，逐步熄滅天花板大燈，切換成間接照明。**

此外，常聽人說早晨沐浴在充足的陽光下有助清醒，出乎意料的是，**「早上**

拉開窗簾沐浴在充足的陽光下」，對夜晚的酣眠也很有幫助。原因是早晨的陽光有助於促進夜間分泌褪黑激素。

承上可知，能善用光線的人就能擁有理想睡眠，光線不但能幫助我們保持清醒，提高白天的活動力，還能確保擁有夜晚高品質的睡眠。

13 只要一百日圓就能獲得安眠

「買了特別訂製的枕頭」、「買了要價數十萬的床墊」……睡不著的人常常誤以為，只要買了高級的床或枕頭，就能從失眠地獄中獲得解放。每次當我聽到這種話時，都會在心中暗自反駁：「不需要買那麼貴的東西，想要睡得好有更便宜簡單的方法啊！」

當然，一個配合自己頭頸高度的枕頭，一床對自己而言軟硬適中的棉被，這些都能減輕失眠時的焦慮，對於改善肩頸僵硬或腰痛也有幫助。然而，從睡眠的角度來看，想幫助睡眠還有更便宜也更容易獲得的輔助工具。那就是：**睡前喝一杯熱牛奶。只要一杯，可能還花不到一百日圓。**

為什麼熱牛奶有助眠效果呢？其中一個原因和人體入眠時的體溫變化有關。

喝了熱牛奶後，體溫會暫時上升，然後再慢慢下降。前面也曾提過，**人類會在體溫逐漸降低時開始覺得睏**。這也是爲什麼提倡睡前泡澡的原因。理由就是**睡前泡澡能使體溫暫時上升，此時大腦對身體發出「降低體溫」的指令，隨著體溫下降、睏意來臨，就能睡個好覺了**。喝熱牛奶得到的正是和泡澡一樣的效果。

第二個原因，是牛奶中含有大量鈣質，相信這點大家都知道。鈣質能幫助神經傳導，具有撫平焦慮的作用，而**撫平焦慮又對促進安眠有所幫助**。**除此之外，牛奶中還富含能夠提昇睡眠品質的維他命B群**。維他命B12可調整褪黑激素的分泌量，打造正確的睡眠節奏，維他命B6的效果是令神經傳導更順暢，可提高睡眠所需的副交感神經作用。

還有，牛奶中含有色胺酸。色胺酸是一種必須胺基酸，無法靠人體合成，只能從食物中攝取。色胺酸能在大腦松果體中產生有助眠效果的血清素和褪黑激素。不過，上了年紀之後，體內褪黑激素的產量會愈來愈少，導致睡眠變得愈來愈淺，要維持長時間睡眠變得很困難（這就是爲什麼高齡者夜間會經常醒來，也沒辦法睡太久的緣故）。

另一方面，血清素是對人類精神層面帶來很大影響的神經傳導物質，能夠抑制腎上腺素等促進活動力的荷爾蒙，也有平衡心靈的作用。換句話說，**血清素可鎮定興奮激動或不悅等感覺，足以安定精神，自然也就能收到安眠效果。當體內的血清素不夠時，人就容易出現不安或憂鬱的徵狀**。另外，血清素也是前面提到的褪黑激素的來源。

最後，牛奶還有保護胃部黏膜的效果。由於睡眠時胃酸分泌變得活躍，容易引起胃部不適。如果在睡前喝一杯熱牛奶，就能**發揮其保護胃部黏膜的效果，減輕睡眠時因胃食道逆流等原因造成的胃部不適**。

如上所述，**牛奶不但能促進睡眠品質，簡直可以說是萬能睡眠飲料**。

分享個雜學知識，聽說在芬蘭很流行喝夜間榨取的牛乳。這是因爲牛和人一樣都是晝行性動物，所以夜間的牛乳含有日間三到四倍褪黑激素。據說喝了這些含有大量褪黑激素的牛奶，晚上就能擁有一夜好眠。

爲失眠所苦的人往往誤以爲「睡前酒」可以促進睡眠。其實我敢斷言，那麼做只會收到反效果。

比起昂貴的枕頭、昂貴的床墊或昂貴的威士忌，一杯不到一百日圓的熱牛奶更能幫助解決失眠問題，達到消除疲勞的效果。

14 預防早上打高爾夫球猝死的五個處方箋

在綠意環繞的果嶺草皮上盡情揮桿，忘卻平日生活中的種種煩惱！許多工作人都曾告訴我，假日的高爾夫球擁有無可取代的樂趣。即使在工作談判或商務會議上表情嚴肅，只要一提起高爾夫球，不少人都會換上少年般熱情純粹的笑容。高爾夫球的運動量適中，確實很適合當作工作人的假日運動。

然而，站在醫生的立場，我不得不提醒大家，假日早起從事的高爾夫球運動，其實潛藏著一個危險的陷阱……這個陷阱是什麼呢？請恕我直言不諱，那就是高爾夫球場上的意外猝死。事實上，日本一**年有多達兩百人在愉快的高爾夫球運動中猝死**（引用前聖瑪利安娜醫科大學吉原紳助教授推測統計數字）。也有報告指出，運動中發生最多猝死案例的就是高爾夫球運動。原因大多是心肌梗塞等循環系統的疾病，其中尤以原本就有高血壓、糖尿病、高血脂症與吸菸等危險因子的工作人，更需要特別留意。

在日本，喜好高爾夫球運動的人，集中在三十五歲到六十五歲，正值青壯年的工作人口世代。換句話說，這群人也是加班情況嚴重，運動不足，經常應酬喝酒，在辦公桌上用餐等，過著不健康的飲食與生活的族群。也可以說是這樣的生活，讓這個族群的人陷入身體慢性疲倦的狀態。不健康的身體，加上不斷累積又難以消除的疲勞，站上果嶺打球時的風險實在太高了。

一般來說，猝死原因之一的心肌梗塞好發於起床後兩到三小時內。正如大家所知，如果計畫打整場高爾夫球，幾乎都得一大早出發。換句話說，這個時間**與心肌梗塞等症狀好發的時段正好重疊**。此外，人在緊張時會分泌腎上腺素等荷爾蒙，造成血壓上升，心跳加速等現象。揮桿擊球時除了極度緊張外，同時也承受著在衆目睽睽下表現的壓力。有報告指出，其中尤以第一洞的推桿最爲危險。據說第三十四任美國總統艾森豪就曾因爲心臟病的緣故，被主治醫生禁止在高爾夫球場上推桿進洞。

此外，在高爾夫球場上容易因大量流汗產生脫水症狀，增加血液黏稠度，造成血管阻塞。這麼一來，**由血管阻塞引發的疾病如腦中風、心肌梗塞發病的可能性就提高了不少**。還不只是這樣。和朋友們一起打高爾夫球時，不少人會在午餐時間暢飲啤酒等酒精飲料。酒精的利尿效果加速脫水症狀的進行，使血液變得更加濃稠。夏天炎熱的日子來一杯啤酒確實非常美味，這點我也贊成，喝酒這件事本身並非壞事。可是，考慮到**高爾夫球場上的猝死案例往往集中在每年的七、八月間**，對於可能導致脫水症狀的飲酒一事，最好還是敬謝不敏。

前面雖然提到不少打「假日高爾夫」的風險，我並無意做出禁止各位享受高爾夫球樂趣的無理要求。放棄喜愛的高爾夫球，不但無法藉此發洩工作累積的壓力，還會失去難得的運動機會，反而是一件不健康的事。就算不打高爾夫球能降低猝死的可能，那麼一來豈不是活得一點樂趣也沒有。更何況**不能否認的是，我自己也有不少生意是在高爾夫球場上談成的**。高爾夫球場可以說是工作人的社交場合之一。正因如此，爲了能夠盡情享受高爾夫球的樂趣，請用心遵守以下五件事吧。

1. 禁止在睡眠不足狀態下打球

工作人通常有利用工作空檔打高爾夫球的傾向。為了心愛的高爾夫球，多少犧牲一點睡眠也無所謂，在睡眠不足的狀態下早起出發打球。疲勞加上睡眠不足，在雙重風險下打高爾夫球可說是自殺行為。

2. 前天晚上不可多喝酒。若有宿醉情形就該果斷中止

前一天喝太多酒時，隔天很容易出現脫水狀態。更別說酗酒的隔天身體狀況不佳，沒有好好休息的身體一定會發出警訊。請拿出勇氣戒掉打球前一天的酗酒，或是在宿醉時果決中止打球計畫。

3. 打球時絕對禁菸

人在抽菸時心跳脈搏與血壓都會上升，可說處於輕微的興奮狀態中。這時心臟與血管的負擔很大，若再加上揮桿時的緊張感，肯定會提高前面提到的心肌梗塞等疾病的發病風險。

4. 多喝水

因爲打球時容易產生脫水症狀，在球場上請持續頻繁補充水分。原則上，在流汗之前就要先補充可能流失的水分。

5. 推桿進洞時請放鬆心情

在高爾夫球場上發生的心臟病、腦中風等疾病，有百分之十五發生於發球時，百分之七十五發生於推桿進洞時。事關勝負的一擊令人情緒興奮激動，對心臟的負擔也很大。

聽起來似乎這個也不行、那個也不行，反過來想想，只要遵守以上五條，就能盡情享受你喜愛的「假日高爾夫」了。

簡單來說，如果想要打一場好球，前一天早點上床；注重禮節，在球場上禁酒禁菸，取而代之的是補充大量水分；無論推桿或揮桿肩膀都別太緊繃，放輕鬆點。打完後看是要吃一頓美味大餐或是享用美酒都行，這樣的高爾夫球我是絕對贊成的。

避免假日打高爾夫球猝死的五個方法

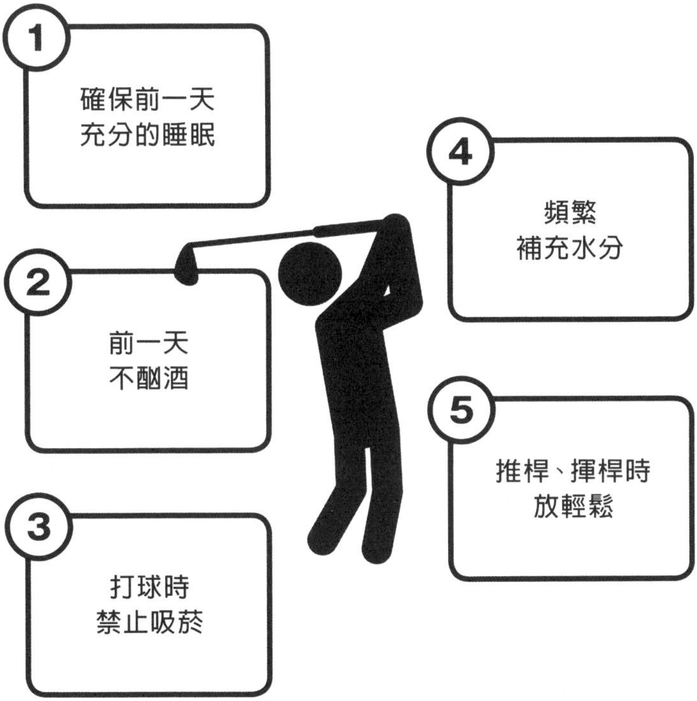
1
確保前一天
充分的睡眠
2
前一天
不酗酒
3
打球時
禁止吸菸
4
頻繁
補充水分
5
推桿、揮桿時
放輕鬆

日本一年有兩百人在打高爾夫球時猝死！

第2章——一流人士深知「睡覺的方式」——總結

改善就寢前的行動就能改善「睡不著」的問題

戒掉四大惡習：「運動不足」、「暴飲暴食」、「就寢前喝咖啡」和「就寢前抽菸」，就能改善失眠症狀。此外，想要有好的睡眠品質，晚上不要淋浴，不要開太明亮的日光燈，避免對大腦造成刺激。

光是決定「早晨的第一件待辦事項」，就能消除「爬不起來」的煩惱

「早上無論如何都爬不起來」、「整個上午都在放空發呆」，這些問題只要在早上決定一件起床後的待辦事項就能獲得改善。無論如何都無法持續的人，可以用「製造獎勵」、「拖別人下水」和「連續七天」這三個訣竅擺脫三分鐘熱度的毛病。

無法避免熬夜時，要把隔天的工作考慮進去

無論如何都無法避免熬夜時，不需要勉強結束工作。既然無法避免就豁出去熬夜吧，只是要同時考慮隔天的工作，重要工作不要安排在無法集中精神的隔天上午。

第3章

讓工作表現維持最佳狀態的飲食對策

15

讓你一大早就能腦力全開的「動力早餐」

許多工作人對於每天要穿的西裝、領帶或鞋子都很講究。走在路上也經常和西裝筆挺，看似「工作能力很強」的人擦身而過。然而很可惜的是，似乎沒有太多人對「早餐」這件事付出相同的熱情。

比起西裝或領帶，早餐明明能爲工作表現貢獻更多力量。我個人認爲，**比起決勝西裝或決勝領帶，決勝早餐更能提高當天的「成果」**。爲什麼我這麼講究早餐呢，以下就讓我爲各位說明原因吧。

在商務人士的世界裡，從上班的第一刻就得全力以赴地投入，必須儲備足夠的熱量，才得以度過這一天的挑戰。試想，前一天吃過晚餐後，經過將近十個小時的絕食狀態，醒來後唯一補充熱量的機會就是早餐。一旦錯失這次補充熱量的機會，又怎能期待當天會有良好的工作表現呢。

只喝一杯咖啡的早餐根本稱不上早餐，老實說，光靠這樣絕對無法支撐自己火力全開地投入工作。不只站在醫生的立場，站在經營顧問的立場，同時也身爲一個仍在第一線奮鬥的工作人，這是來自我親身的體悟。最近也有人主張不吃早餐比較健康，或是一天只需要吃一餐的說法。如果不是爲了治療特殊疾病，**對於工作人不吃早餐這件事，我還是堅決站在反對的立場。**

在擬定提高工作表現的方案時，**其實吃早餐被我放在優先順位的第一位。**無法做到這一點的話，身爲一個力求表現的工作人就不及格了。假設你前一天晚上九點吃了晚餐，而每天早上七點吃早餐。這麼一來，從前一天的晚餐到隔天的早餐之間便有大約十小時的空檔。要是再跳過早餐，直到中午才吃飯的話，飢餓狀態又得多持續五個小時。

人體在陷入飢餓狀態時，對大腦、神經系統、肌力、腎臟等以葡萄糖爲主要熱量來源的器官供應的熱量就會減少，思考力、專注力和持續力也會跟著減低，

導致工作能力明顯衰退。聽到這樣的壞處，如果你是上司的話，還敢把重要的工作交給連續十五個小時沒吃東西的部下嗎？

可是，爲什麼還是有那麼多工作人不吃早餐呢？試著詢問衆人的狀況後，我發現大致上有三個原因：

1. 沒有食欲

這一型的人，多半是前一天晚上太晚吃晚餐，甚至嚴重的時候睡前才吃晚餐的人。

遇到這種情況時，**請在睡醒二十到三十分鐘之後再吃早餐**。因爲經過了這段時間，胃也差不多清醒了，可以開始進食。

2. 沒有時間

這種說詞通常來自原本就不重視吃早餐的人，因爲不重視早餐，所以沒有刻意爲早餐保留時間。

早餐時間可以說是提昇工作表現的重要熱身操。許多年輕人都有「吃早餐很麻煩」的想法，如果眞的那麼討厭坐著吃早餐的話，一開始就站著吃也沒關係，總之請養成早上把食物放進嘴裡的習慣。

3. 沒有東西吃

提不起勁來自己做，或是家裡沒有足夠食材的時候，只吃一些方便買到的東西也沒關係。

比方說優格、起士、堅果或是玉米脆片等。最重要的是養成每天早上都有食物放進胃裡的習慣。

附帶一提，**我每天早上醒來後，在吃早餐之前會先喝一杯溫開水。這麼做能讓體溫上升，促進腸胃清醒。**

主角早餐則是一杯自己打的蔬果汁、幾片蘇打餅乾（數量每天視情況調整）、十粒乾煎過的杏仁、自己做的優格、兩顆黑棗、一塊起士、一杯咖啡歐蕾。無論如何每天早上都會吃這些早餐。正如所見，這些食物並不難準備，只要拿出來就可以吃了。最麻煩的只有蔬果汁，不過我總是前一天就把材料準備好，早上花個幾分鐘榨汁就行了。

我的早餐原則就是不花太多時間，但盡可能準備多種食物，每種都吃一點。拜這樣的早餐之賜，從一大早開始，無論是參加重要會議還是提案，我都能保持高度的專注力，帶著一顆清醒的頭腦完成工作。

16 不會一到下午就想睡的五大午餐對策

前幾天，我在經營管理研究科的同學，一位在銀行工作的朋友跟我說：「因爲吃完午餐之後會想睡覺，所以平常都不吃午餐。問題是，在空腹的狀態下，下午工作時精神無法集中。有時雖然也會吃點簡單的午餐，那樣反而更餓，眞是傷腦筋。」這的確是棘手的煩惱。和「晚上睡不著」、「早上爬不起來」一樣，**許多工作人都有「吃了午餐之後會想睡覺」的煩惱。**

不用說，對於下午依然需要拿出良好工作表現的工作人而言，「吃過午餐就想睡覺」確實是個極欲避免的生理現象。爲什麼人體會出現這麼麻煩的生理現象呢？其實至今科學對這個問題尚未有定論。最常聽到的說法與消化食物有關。食物在胃中消化時，血液往胃部集中，導致往大腦的血液循環變慢。結果，大腦整體活動變得遲緩，因而引發睡意。

另一個說法與睡意的起伏節奏有關。根據這種說法，在一天二十四小時之中，一般人最睏的時段雖是深夜兩點到四點左右，其實**白天也會有一波較小的睏意高峰期，時間正好是下午兩點到四點左右**。換句話說，這個時間想睡覺，和午餐沒有直接關聯。

最後一種說法與血糖值有關。吃完東西後血糖值上升，一種與清醒有關的荷爾蒙「食慾素」下降。受到這個影響，頭腦變得較不清醒，產生睏意。換句話說，覺得想睡覺，是因爲此時**大腦發出「已經攝取足夠營養，血糖值也已上升，該休息一下了」的訊號，身體準備進入休息模式**。以上三種原因錯綜複雜，相互影響，使我們在午餐過後出現睏意。

雖然午餐過後想睡覺是身體機能正常運作的證據，遇到下午有重要會議或提案等著進行時，可沒辦法這麼悠哉地接受這個事實。以下是我經常介紹給工作人們的「午餐後防止睡魔侵襲的五個訣竅」。

1. 到比平常遠的地方吃午餐

你平常吃午餐的餐廳是否離公司很近呢？還是根本就買回辦公桌旁吃？如果是這樣的話，也難怪一吃飽就會想睡覺。

總是在公司附近用餐的人與總是買回辦公桌上吃的人，請走到離公司遠一點的地方吃午餐吧，回程還可以順便散步當作運動，如此一來，下午就能帶著一顆清醒的腦袋辦公了。

2. 挑戰吃多品項、清淡口味，使用筷子

你平常吃的午餐種類是否都是丼飯、拉麵、烏龍麵等沒有配菜的單點食物或速食？這些只爲了趕緊吃完趕緊回辦公室工作而點的食物，吃起來很難得到飽足感，一個不小心就吃多了。

建議午餐最好盡可能選擇配菜品項多，口味清淡的食物。配菜一多，不但能增加用筷子夾菜的動作，比起只用叉子或湯匙吃飯，每一口的份量也比較少，吃一頓午餐花的時間自然拉長了。這麼做，是爲了讓口腹都能獲得滿足。如果一次吃下的食物超過胃部能消化的份量，胃部爲了提高消化速度就必須強化消化機

能。結果就像最前面說明的一樣，血液往消化器官集中，大腦活動變得遲緩，睡意很快就會來襲。

由此可知，**只要放慢速度吃飯，讓血液不要急速朝消化器官集中即可。**

3. 選擇能坐下來慢慢吃的時段

或者，也可以試著調整自己的工作表，錯開衆人的午休時間。

一般的午餐時段，不管走到哪裡，餐廳都人滿爲患，結果就是等待用餐的時間長，實際用餐的時間短。開始用餐後也因爲還有很多人在排隊，不好意思慢慢吃。沒有將食物細嚼慢嚥就吞下肚，很容易在出現飽足感前不小心吃太多。

一旦沒有仔細咀嚼的食物囫圇吞入胃中，在胃部滯留的時間太長，同樣也會造成血液流向消化器官，腦部血流變得遲緩，令人一吃完午餐就想睡覺。

所以，爲了減輕胃部負擔，刺激飽食中樞，防止過飲過食，最重要的就是花時間慢慢吃，細嚼慢嚥。

4. 餐後的咖啡要喝對時機

喝咖啡具有使頭腦清醒的效果，可是咖啡中的清醒成分**咖啡因，在攝取之後經過三十分鐘才會開始發揮作用**。

吃完飯再慢慢喝一杯咖啡，以為這樣就能趕跑下午的睡意，喝完咖啡五分鐘就開始工作，這是日常生活中經常看見的一幕吧？但沒想到在咖啡因發揮作用之前，睡魔就先找上門來了。因此，為了讓下午的頭腦清醒，正確的做法是**開始工作的至少三十分鐘前喝咖啡**。用餐前或用餐中就開始喝，掌握擊敗睡意的最佳時機。

5. 在午餐後安排超級緊張的工作

午餐後的第一個工作如果是單調的事務工作，或只需要聽取報告的會議，睡魔肯定會找上門來。建議各位可以嘗試「在午餐後安排最能提起幹勁的工作」、「將絕對會緊張的會議安排在午餐後」、「一吃完午餐立刻安排需要外出的工作」……等等，**策略性地安排下午的工作，讓睡魔無法趁虛而入**。

我們雖然無法讓下午的睡魔完全不出現，還是可以想辦法減少被睡意侵襲的可能。只要在平常的午餐時段多花點心思，不用擔心輸給午餐後的睡魔，到了下午依然能夠精神奕奕，做出優秀的工作表現。

擊退午餐後睡魔的方法

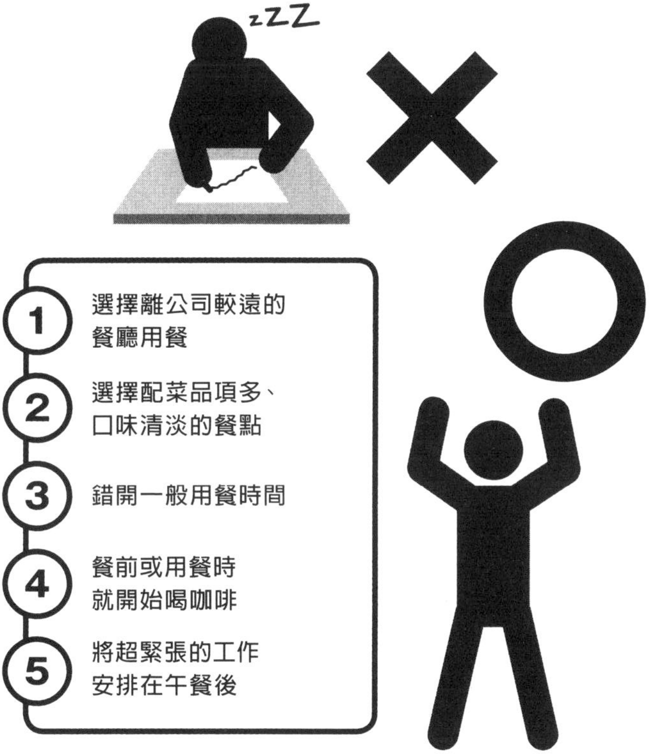
zZZ
1 選擇離公司較遠的餐廳用餐
2 選擇配菜品項多、口味清淡的餐點
3 錯開一般用餐時間
4 餐前或用餐時就開始喝咖啡
5 將超緊張的工作安排在午餐後

下午的工作也能火力全開

17 如果要加班，別在桌旁吃便利商店飯糰解決你的晚餐

前一章曾提過，許多工作人因為被工作期限追著跑，只好犧牲自己的睡眠時間。同樣的，用餐時間也很容易被犧牲。當然，肚子不會因為工作忙碌就不餓，可是工作一忙起來的時候，很多人不只午餐，連晚餐都不離開辦公桌，只吃便利商店的飯糰或三明治、便當果腹。在此，我想對這樣的人大聲疾呼：「**愈是連續加班的忙碌日子，愈是應該好好地吃一頓燒肉之類的大餐。**」

事實上，許多和我有工作往來的一流企業經營者都是熱愛燒肉的嗜肉食者。這些人不只外表看起來年輕，面對工作時的表現與態度都充滿活力，讓人感覺不出眞實年紀。

爲什麼愈忙的時候愈要吃燒肉呢？人體的組成約有百分之二十是蛋白質。蛋

白質以二十幾種胺基酸構成，包括肌肉、皮膚、頭髮指甲、內臟、荷爾蒙與免疫系統在內，身體有很大一部分是由蛋白質構成。蛋白質是人體所需的重要養分，還能製造酵素，幫助食物消化、促進皮膚新陳代謝、促進血液循環。

近年來，站在減緩老化與減肥瘦身的觀點，酵素的作用受到廣泛的注目，事實上酵素也有提高免疫力與自然療癒力的作用，是生命不可或缺的存在。

換句話說，如果**沒有蛋白質，人體也無法順利組成，這樣的說法絕對不算誇張**。蛋白質不只能製造肌肉，也是身心健康的來源。對於需要擁有強健身心的工作人而言，適度補充蛋白質是很重要的事。**犧牲用餐時間，忽略蛋白質的補充，如果因此而生病，導致工作必須停擺，豈不是本末倒置**。

壓力也是工作人必須面對的一大問題。其實蛋白質和壓力也有密不可分的關係。感覺承受壓力時，人體會不斷消耗蛋白質。其中尤以面對急性壓力（比方說受到重傷時產生的身心壓力）時消耗最大，一天能消耗十五到二十五公克的蛋白質。另外也有報告指出，飢餓所消耗的蛋白質，一天約是五到七公克左右。因此，爲了不輸給壓力，平常就要注意攝取充分蛋白質。

大家都知道「補充維他命可預防疲勞」，缺乏維他命時，出現的是皮膚乾燥、容易疲倦等比較即時且外顯的症狀。相較之下，**缺乏蛋白質時，因爲人體還能做出「先用肌肉遞補」的「協調反應」，一時之間很難察覺對身體造成的不良影響。**

各位或許都曾聽說「多吃豬肉有助消除疲勞」的說法。事實上，同爲動物性蛋白質的代表，牛肉含有的蛋白質品質比豬肉更高。除此之外，許多人都不知道牛肉也富含「鐵質」、「維他命B12」、「鋅」等養分。

鐵質是製造紅血球不可或缺的成份之一，維他命B12也對紅血球的形成有所幫助。牛肉中的鐵質稱爲血紅素鐵，其吸收率是蔬菜或豆類中非血紅素鐵的好幾倍。若和富含維他命C的綠黃色蔬菜一起食用，吸收率又更高了。

因此我們可以說，**適度攝取優質牛肉，除了有消除疲勞的效果之外，還可達到安定精神、提高腦部活動力、促進記憶力與專注力的效果**。對爲求優秀工作表現而連日加班的工作人而言，牛肉可說是肉體與精神皆不可或缺的食物。

最後，我想分享一個自己印象深刻的看診經驗。那位病患是年約三十多歲的男性，也是一位活躍於職場上的工作人。因爲怕發胖，他過著不吃肉類的生活，更別說大啖燒肉了。他來找我時，主訴症狀正是「無法消除疲勞」。他雖然減輕了體重，保持著高瘦的身材，這也代表肌肉可能有流失的傾向。儘管他的血液檢查結果並無異常，我仍擔心他的飲食不夠均衡。於是，我給他的「指導」是「重新找回均衡的飲食吧。下次來看診之前，請不要排斥燒肉，多吃一點！」。

過了幾個月，來回診的這位男性不但皮膚具有光澤，表情也變得開朗許多。一問之下才知道，他變得比從前容易從疲倦中復原，加班也不以爲苦了。不只如此，他還說因爲呼朋引伴吃燒肉的氣氛歡樂，對消除工作壓力大有幫助。儘管體重增加了，體脂肪卻幾乎沒有上升，增加的都是肌肉。沒想到只是開始恢復食用肉類，身體竟能好轉這麼多，這個案例令我至今印象深刻。

18 特快消除疲勞！急需補充體力時就吃生薑豬肉定食

請問你今天身體狀況如何呢？如果生龍活虎的話當然最好，如果感覺有點疲倦，**今天的午餐不如就來一客生薑豬肉定食吧。生薑豬肉定食是工作人強力的後盾。**

事實上，**我的「V字復原午餐」就是這道生薑豬肉定食。**或許也有一部分是安慰劑效應（假藥效應＝一廂情願地認定）吧，但是只要我的疲倦雷達開始嗶嗶作響，一定會去喜歡的餐廳吃一份生薑豬肉定食。

剛才也提到過，維他命與蛋白質一樣具有預防疲勞的效果。生薑豬肉定食的主角是豬肉，豬肉富含將醣類（碳水化合物）轉換爲熱量時必備的維他命Ｂ１，消除疲勞的效果相當高。

舉例來說，如果你的午餐吃了一份生薑豬肉定食，此時體內攝取的碳水化合物（主要是白飯）就會分解成葡萄糖，送往有人體能量庫之稱的肝臟，葡萄糖到了肝臟之後，在維他命Ｂ１（豬肉中富含的養分）的作用下成爲熱量，提供給人體消耗。那麼，假設你的午餐只吃一碗簡單的清湯烏龍麵呢？明明攝取了熱量來源的醣類，卻因爲缺乏將醣類轉換爲熱量的維他命Ｂ１，結果還是無精打采。熱量不足的時候別說良好的工作表現，說不定還會因爲工作表現太差，把下午的工作給搞砸。

在各部位的豬肉之中，尤以腰內肉和里肌肉含有特別豐富的維他命Ｂ１，**生薑豬肉定食用的如果是里肌肉就算及格**。此外，豬肉脂肪中含有許多油酸，擊退壞膽固醇的效果值得期待。還有，豬肉中的維他命Ｂ12具有輔助與修復神經細胞核酸、蛋白質與脂質合成的效果，也有促進精神安定、集中，增強記憶力的作用。**不只能夠消除疲勞，在需要高度專注力的下午工作開始前，生薑豬肉定食堪稱最適合的一道午餐**。

值得注意的是「生薑豬肉定食」中的配角「生薑」。生薑中有一種薑烯酚成份，能促進胃液的分泌，幫助消化吸收，發揮健胃整腸的效果。當**工作人壓力大的時候，第一個出問題的往往是胃，這時最適合吃的還是這道生薑豬肉定食。**

連續加班累積了不少疲勞時，一個不小心就會感冒……這是免疫力降低，身體無法攻擊感冒病原體的典型模式。通常這種時候，本來很快就會痊癒的感冒也會拖上好一陣子。遇到重要的提案，紅腫的喉嚨無法好好發出聲音說明，客戶的評價當然不好。感冒有時還會伴隨腹瀉問題，動不動就得跑廁所，工作時根本無法專心。這些都是隨著免疫力降低而產生的一連串問題。**要是能迅速達到V字復原，平時就可擁有堅強的免疫力，工作時也不用擔心面臨上述致命的身體狀況了。**

到了夏天，午餐總是忍不住選擇涼麵等清爽的食物。如果只是這樣還無可厚非，問題是，很多在大太陽下跑業務的人，餐後往往喜歡來一杯冰咖啡喘口氣吧？我想提醒大家，在吃下這些冰冷的食物前請先三思。

在炎熱季節裡持續吃喝冰冷的食物，會造成腸胃消化吸收機能減弱，結果消耗更多體力。消化吸收機能一旦降低，體力衰退，免疫力也跟著降低，最後將會進入容易感冒或得傳染病等惡性循環之中。以前的人常說「熱天就該吃熱食」，其實不無道理。

雖然生薑豬肉定食有這麼多的好處，有一點還是需要多加注意。那就是調味。因爲口味較重的緣故，可能會不小心吃多了白飯。由於吃外食的時候很難自行調整口味，用餐時請先吃蔬菜類與味噌湯，等到獲得一定程度的飽足感後再吃肉和飯，像這樣在用餐順序上下一點工夫，將食量控制在八分飽吧。

19 肉類有助於讓你成爲「不累積壓力」的人

明明身體不覺得累，爲什麼注意力就是無法集中，想不出好的點子，提不起幹勁，連連犯下失誤……其實，這就是第一章中描述的**大腦疲倦的典型症狀**。

前面提到的充分睡眠、均衡營養等，或許很容易被誤會爲只是「消除身體疲倦」的方法。事實上，大腦也是身體的一部分，和身體一樣也能夠從食物中獲得營養，藉由睡眠獲得休息。**希望在工作上保持長期良好表現的人，爲了維持大腦的健康，更是必須死守正常飲食與睡眠**。

我所尊敬的身心科專家，同時也有深厚營養學造詣的姬野友美醫生也曾說過，一個出色的工作人一定要吃肉。事實上，佔乾燥大腦重量百分之四十的物質就是蛋白質。想要在工作上擁有專注力與發揮持久力，蛋白質絕對是重要的因素。蛋白質二十四小時全年無休地工作，在全身上下發揮著功效，努力工作的程度可不輸在職場上奮鬥的工作人呢。

此外，爲了預防大腦疲倦，請大家一定要認識「胺基酸」的重要性。肉類中含有豐富的色胺酸、苯丙胺酸等胺基酸，與「去甲基腎上腺素」、「多巴胺」、「血清素」等維護健康大腦所需的荷爾蒙關係密切。這三種荷爾蒙被稱爲三大神經傳導物質，是荷爾蒙中的大明星，也在體內扮演著很重要的角色。

舉例來說，去甲基腎上腺素與欲望、不安、恐懼等情感及精神狀態關係匪淺。多巴胺則被認爲與運動調節、荷爾蒙調節、快感、欲望及學習有關。至於血清素則是爲人類精神層面帶來莫大影響的神經傳導物質，具有抑止去甲基腎上腺素和多巴胺失控，保持心靈平衡的作用。倘若人體內血清素不足，可能變得具有暴力傾向，或是注意力無法集中，甚至還會引發憂鬱症。**對於想積極投入工作，和周遭保持良好溝通，做出優秀工作表現的人來說，這幾種物質絕對是不可或缺的存在。**當我們大腦健康時，這幾種物質就會在腦中保持著絕妙的平衡，然而一旦壓力過大，疲勞侵襲，這幾種物質失去平衡時，將會引發身體種種不適與症狀。

最近市面上雖可買到含有色胺酸的營養補充品，可是已有醫學報告指出，長期攝取過多的色胺酸營養補充品，可能會引發造成強烈肌肉疼痛的「嗜酸性粒細胞增多症」（EMS）副作用。建議還是從天然食材中補充比較好。

總結來說，和體力上的疲倦一樣，大腦的疲倦也和蛋白質有著密不可分的關係。一如蛋白質不足可能造成的體力衰退，腦力也會因缺乏蛋白質而衰退，變得不容易以健全的模式思考。特別是壓力大的時候，身體傾向消耗更多胺基酸，這時最重要的就是補充足夠的蛋白質。

前言不知不覺說的太長了，我想說的是，既然蛋白質這麼重要，富含蛋白質的食物是什麼呢？沒錯，就是肉類。

或許有人抱持「肉類對健康有害」的想法，然而不可否認的是，肉類也是最寶貴且效率最高的蛋白質來源。肉類中的胺基酸成份，是對人體最有益處的蛋白質。在共計二十幾種類的胺基酸中，有**九種是人體無法自行合成的胺基酸，非得**

從食物中攝取不可。那就是我們經常聽到的「必須胺基酸」。能夠攝取到最多必須胺基酸的食物，就是肉類。

吃肉的好處還不只如此。**肉食具有「讓人覺得幸福」的效果**。牛肉與豬肉中含有一種叫做「花生四烯酸」的必須胺基酸。這種花生四烯酸的一部分，會在腦內轉化成名為「花生四烯乙醇胺」的物質。這種物質最有名的地方，就是能夠減緩不安，提高喜悅感，令人感覺飄飄然。雖然關於這種物質還有很多尚未研究出的部分，也有人認為它**有提高記憶力的作用**。此外，我們常在吃肉時發出「好幸福啊～」的讚歎，或許也要歸功於這種物質。聽到這裡，是不是開始覺得非吃肉不可了呢。

擔心發胖的人可以避開肉類油脂較多的部位，積極攝取瘦肉就沒問題了。吃肉的時候，選擇肥肉較少，瘦肉較多的部位，盡量用簡單清爽的方式烹煮。當然，吃任何食物都一樣，嚴禁過量攝取。

20 「豬排＋高麗菜絲」、「蘿蔔泥＋漢堡排」是有意義的

近年來，在某些高齡者與年輕人之間，增加了不少罹患「新型營養失調症」的人。這是偏食所引起的營養失調，尤其好發於喜歡吃「粗茶淡飯」的高齡者。在如今飽食主義的日本竟然還會發生營養失調的現象，或許令人訝異，其實原因在於進入高齡之後，飲食生活起了變化，高齡者傾向攝取調味清淡、口感清爽的食物之故。

上了年紀之後就不像年輕人那樣喜歡吃燒肉或牛排，比較喜歡蕎麥麵等簡單樸實的食物……這樣的人確實不少。然而，人類的身體無論到了幾歲，如果沒有攝取足夠的肉奶蛋等動物性食品，血液中的蛋白質就會減少許多。

蛋白質是調整身體機能所需的重要養分，一旦缺乏蛋白質，就很有可能演變

爲營養失調。此外，**上了年紀之後，身體吸收養分的能力也不像年輕時那麼好，即使吃了相同份量的食物，仍可能無法吸收到足夠的營養。**

換句話說，過度講求「粗茶淡飯」不但不會帶來健康，恐怕還很有可能對健康造成危害。同樣的道理在工作人身上也適用。想要維持支撐良好工作表現的健康身體，均衡攝取肉類、蔬菜和蛋類食物，絕對是很重要的事。

同時，對人類精神層面影響很大的物質「血清素」，是從必須胺基酸「色胺酸」中代謝而出的物質。根據最近的研究指出，腦內血清素增加時，神經細胞就能產生活性化，令人獲得充實及幸福的感覺。

相反地，憂鬱症患者則比一般人更缺乏「血清素」。換句話說，血清素雖是控制人類情感的重要神經傳導物質，大腦卻無法自行生產，只能從食物中攝取色胺酸製造。肉類中正含有大量的色胺酸，是不是又找到一個吃肉的好理由了呢？

對了，各位在品嚐肉類料理時，都會好好搭配放在一旁的蔬菜嗎？我想一定有人認爲「蔬菜只是配色好看，用來裝飾而已，不用一起吃」。抱持這種想法眞是太可惜了。蔬菜乍看之下只是料理中的配角，其實每一種搭配肉類的蔬菜都有它「一起端上桌」的理由。其中最具代表性的，就是「高麗菜與炸豬排」的搭配了。

高麗菜富含「維他命U」，**主要作用是抑制胃酸分泌，活化胃黏膜的新陳代謝**（胃藥「Cabagin」的主要成份就是維他命U）。高麗菜也含有豐富的食物纖維，和豬排一起食用，可以抑制身體吸收炸豬排多餘的油分。換句話說，**吃下搭配炸豬排的高麗菜，就不用擔心胃酸過多，可以盡情享用最愛的炸豬排**了。「牛排加水田芥」的組合也一樣，目的是**藉由食用水田芥補充維他命與礦物質，達到促進消化的效果**。

日式漢堡排經常和白蘿蔔泥一起端上桌，這是因爲白蘿蔔中含有豐富的澱粉酶酵素，可幫助消化。**搭配肉類食物的「配菜」，要和肉一起吃才有意義**。不只是單純的擺盤裝飾，想要擁有不容易疲倦的身體，或是想藉食物獲得健康的身體，就該積極食用這些蔬菜。

此外，雖然不是配菜，「韭菜炒豬肝」這道菜中的韭菜和豬肝也適用於這個道理，兩者之間有密不可分的關係。韭菜香氣成分中的二烯丙基硫醚，能促進豬肝中維他命B1的吸收，增加消除疲勞的效果。

不單只是吃肉，搭配一旁**的蔬菜食用，才能以最大限度享受肉類的效果。**這也可說是一種聰明吃肉的方式。

21

「高熱量食物＝營養均衡的食物」是錯誤觀念

前幾天，我在碰巧走進去的便利商店裡，聽到兩個上班族男生的對話。

「這個便當有七百五十卡路里欸，還是買另一個五百八十卡路里的好了。」

「啊、那我也要選卡路里比較低的。」

兩人都是身材單薄，穿著合身西裝的暖男型男士。不只女性在意卡路里，現在這個時代，連男性都在意起卡路里了。最近家庭餐廳的菜單或便利商店的便當盒上，幾乎都會標示出卡路里。每逢午餐時段，便利商店裡經常都能看見拿著飯糰確認標籤上卡路里的人，彷彿「高卡路里是邪惡的東西」。看到這種情形，令我訝異於這「偏頗的常識」竟如此深植人心。

所謂卡路里，也就是「熱量」。簡單來說，就是用來**標示吃下某種食物後，能將多少熱量儲存在身體裡的單位**。話雖如此，熱量儲存在身體裡並不代表全部都會變成揮之不去的脂肪。進入身體的熱量會成為人們運動肌肉、製造血液、維持神經機能所需的必要能量。

剛才我雖然對「高卡路里邪惡論」提出反對意見，但是當人體攝取超過必要所需的熱量（攝取量超過消耗量）時，熱量就會轉化為脂肪囤積（成人男性一天所需的熱量約為兩千卡路里）。這就是造成「肥胖」的機制。問題是，現在卻**只有「攝取過多熱量就會胖」的部分成為普遍觀念，造成擔心發福的人一味朝低卡路里飲食靠攏的現象**。然而，正如我前面所說，卡路里就是熱量，對正在職場上打拚的工作人來說，熱量是身體不可或缺的東西。**攝取過量固然不好，攝取過少也是問題**。

在此我想強調的是，與其在意便當或飯糰包裝上的卡路里數字，其實還有其他更應該注意的東西。那就是**購買食品或食材時，外包裝或袋子上記載的「營養成分表」**。

營養成分表是在超市或便利商店購買食品時，記載於包裝背面的內容。只要查看營養成分表，這份食品內含多少蛋白質、碳水化合物等營養成分，全部能夠一目了然。雖然買東西時容易被包裝正面「零熱量」、「低熱量」的標示吸引目光，爲了擁有健康的身體，最重要的還是要查看包裝背面的營養成分表。

正如本章一直強調的主旨，爲了減輕疲倦，提高工作上的表現，請一定要攝取蛋白質和維他命類的營養成分。然而，除非是個「健康控」，否則一般人很難掌握每種食物裡究竟含有哪些營養成分。就連身爲醫生的我也辦不到。這時就是營養成分表大顯身手的時候了。

按照政府規定，不管哪一種食品，營養成分表上必須標明卡路里、蛋白質、脂肪、碳水化合物（可以用糖分或食物纖維代替）及鈉含量等五大項目。需要特別注意的是，**營養成分表上的數字是以「每一百公克」爲基準還是以「每一份」爲基準**（營養成分表上一定會有表示重量的欄位）。

此外，除了營養成分表之外，有時也可看到食品包裝上出現強調某種營養成分的文字。比方說，按照法律規定，飲料包裝上如標示「含豐富維他命C」，則表示這種飲料必須滿足「每一百毫升至少含有十二毫克維他命C」的基準值，才能允許出現這樣的宣傳文字。同樣的，食品包裝上若出現「鈣質來源」的文字，則這種食品必須滿足「每一百公克至少含有一百零五毫克鈣質」的基準值。

選擇自己缺乏的營養素，這是選購食品時的基本。只憑感覺決定也沒關係。例如「最近好像很少吃生菜，是不是缺乏維他命？」，這麼想的話，就選擇維他命C含量多的食物。或者「這幾天幾乎以義大利麵或牛丼等碳水化合物為主食」，這麼想的話，就選擇富含蛋白質的食物。以這種方式選擇即可。

過去只在意卡路里數字的人，今後也請多多注意營養成分表吧。只要做到這一點，一定能擁有更均衡的飲食生活。近年來，在商務世界裡經常講求「理性決策理論」，也希望工作能更有效率地拿出成果。工作人在這樣的世界裡奮鬥，一定接受過理性決策手法的訓練。請把這種思考模式活用在日常生活的飲食和健康管理上吧。如此一來，就能朝「獲得不容易疲倦的身體」踏出第一步。

22

一天該吃幾餐才對？

走在路上可以聽到這樣的對話：

「今天的午餐打算怎麼辦？」

「吃烤魚定食好不好？」

絕對不會聽到這樣的對話：

「今天的午餐打算怎麼辦？」

「花四十五分鐘慢慢吃好不好？」

一提到關於用餐的事，幾乎所有工作人都把焦點放在「吃什麼」？卡路里是不是太高？營養成分是不是太偏頗等等……傾向以食物的內容判別好壞。

然而，**「怎麼吃」和「何時吃」，也和「吃什麼」一樣重要。**

首先是關於「怎麼吃」。從以前就有「吃太快容易發胖」的說法，這可不是都市傳說或無稽之談，而是經過醫學證明無誤的說法。

吃東西的速度一旦太快，很容易在大腦感覺飽足之前不小心吃太多，長久下來形成過食傾向，結果就是發胖。因此，雖然說起來理所當然，「慢慢吃」確實是邁向健康的第一步。

慢慢吃的重點是「細嚼慢嚥」。儘管這也已是老生常談，細嚼慢嚥的效果一樣經過科學證明。**一般來說，人在吃東西時大概會下意識咀嚼二十到三十次（以白飯為例）。如果咀嚼的次數比這個數字更少，就要注意自己是否有吃太快的傾向了。**

此外，在進行咀嚼這個單調的動作時，會對大腦形成刺激。**咀嚼有益於大腦活性化，這也是醫學證明過的事實。**不僅如此，咀嚼時分泌的唾液還有殺菌效果與除菌效果。

唾液中含有各種抗菌物質，大量分泌時除了口腔之外，還能抑制食道與胃部的細菌、眞菌繁殖。不但能維持消化器官的良好狀態，還能預防口臭與齟齒，一舉數得。

如上所述，咀嚼的功效多得數不清，甚至還有人說「咀嚼能讓生活更美好」呢。**爲了達到多咀嚼的目的，積極選擇口感偏硬的食材也是一個辦法**。相反地，不咀嚼而狼吞虎嚥，喝水把食物沖進胃裡，或是用果汁及蛋白質飲料等代替正餐，都是令人憂心的飲食習慣。

接著是關於「什麼時候吃」。最近出現不少類似「不吃更健康」、「一天吃一餐最好」的說法，甚至受到媒體爭相介紹。然而，**站在醫生的立場我必須重申，原則上還是一天三餐最好**。這也是從以前到現在一直受到提倡的做法。

假設有人因爲太忙，跳過中午十二點的午餐沒有吃，那麼直到七點吃晚餐爲止，等於將近七個小時什麼都沒吃。再從吃完早餐的時間開始算起，更是長達十二小時的空腹。在這樣的情形下，身體將會進入飢餓狀態，在吃下一餐時出現過食的傾向。換句話說，少吃一餐就是造成暴飮暴食的結果。

如果一天只吃兩餐，身體會做出「無法立刻補充養分」的判斷，變得更積極吸收營養，導致發胖。比方說，**最近很多人不吃早餐，一天只吃兩餐，這些人很快就會罹患「代謝症候群」了。因爲我們的身體比想像中還要聰明**，當我們做出思慮不夠周到的行爲時，身體會主動發揮補救功能。

如上所述，「不吃」只會助長暴飲暴食和進食速度太快的缺點，使血糖值急速上升。結果，身體爲了做出應變，便由胰臟分泌胰島素（降低血糖的荷爾蒙）。

然而，胰島素其實帶有累積脂肪的性質。此外，當血糖急速上升時，身體分泌大量胰島素的結果，也有造成血糖下降太多的危險。這就是「反彈效應」。反彈效應還會引發焦躁不安的情緒問題。正因如此，爲了不讓血糖急速上升而分泌過量胰島素，請務必重視正確的進食方式。

請像前面敘述的那樣，在問自己「今天的午餐打算怎麼辦？」時，回答「就用重視咀嚼的方式用餐吧！」，思考怎麼做對大腦和身體更有益處，策略性地安排每天的午餐。

健康的飲食不只該注重「吃什麼」（What），「怎麼吃」（How）和「什麼時候吃」（When）也很重要。取這三個字的字首，重新以「WHW」檢視，並改善自己的飲食習慣吧。

23 成功的工作人深知怎麼喝酒才不會宿醉

我成爲經營者已經六年了。身爲一個經營者，出席聚餐、派對等場合的機會自然增加不少。當然，喝酒的機會也隨之增加。我並不討厭飲酒，只是連續幾天喝下來，身體還是會承受不住。因爲喝太多而宿醉，導致隔天的工作表現大爲失常，令我後悔不已，這種情形也發生過好多次。在學了幾次教訓之後，我開始思考能同時享受飲酒的樂趣，隔天又不會影響工作表現的方法。**因爲想做自己喜歡做的事（享受喝酒的樂趣），所以才要思考如何迴避這件事引起的負面後果**。這是非常單純的想法。

大家一定也有自己的一套「減輕宿醉痛苦」的方法，或者嘗試過坊間流傳的祕方吧。我在嘗試了許多方法後，從錯誤中學習成長，最後得到的答案就是「**在**

喝酒之前就要先預防宿醉與爛醉」。

舉例來說，在炎熱的夏天裡聚餐時，很多人一坐下來，就不管三七二十一先灌一杯冰啤酒。這麼一來，在開始吃飯前，啤酒裡的酒精成分就會從口腔直通直腸，一路被所有消化器官吸收。吸收速度最快的是小腸，尤其是從十二指腸到空腸（小腸的一部分）最快，依序是胃和大腸。因為是「一坐下就先喝」的第一杯啤酒，應該可以假設此時你的胃內空無一物。這種時候，**百分之六十到九十的酒精會在三十分鐘內被身體吸收，而百分之九十五的酒精會在六十分鐘內被身體吸收**。

一般喝酒吃飯的聚餐不太可能在三十分鐘內結束，在你持續喝酒時，身體也同時不斷吸收酒精。如果胃內有食物，或許還能延緩酒精流向腸子的速度。**如果胃中空無一物的話，酒精將會迅速從胃部流向腸部**。這麼一來，肝臟處理酒精的速度會跟不上酒精吸收的速度，造成血液中酒精濃度驟然提昇，很容易就喝醉了。這就是「空腹喝酒容易喝醉」的原理。換句話說，**喝酒前先吃東西，是最簡單也最有效防止太快喝醉的方法**。那麼，這種時候該吃什麼比較好呢？

得在喝酒前先吃進胃裡，具有防止爛醉或宿醉的食物，就是富含「脂肪」的食物。油脂類在胃內幾乎不會被消化吸收，直到進入胃部下方的十二指腸才會開始消化。此外，比起其他食物，脂肪需要更多時間消化吸收，因此，喝酒前先在胃腸中墊入脂肪含量高的食物，能大幅延緩酒精在腸胃中消化吸收的速度，是預防太快喝醉最好的方法。以下推薦幾樣富含脂肪與其他成分的食物。

●**堅果類**：如前所述，堅果類的油脂含量高，或許就是因爲這樣，酒吧經常提供堅果類當作下酒小菜。

●**牡蠣、章魚、蜆仔等海鮮類**：這些食物含有許多「牛磺酸」，具有強化肝臟分解酒精功能的作用。

●**芝麻**：芝麻含有大量芝麻素，能活化醇脫氫酶（ADH）及乙醛脫氫酶（ALDH）的作用，迅速分解體內的酒精與乙醛。

在此分享一個小雜學。爲了預防宿醉，歐洲人喝酒前習慣先喝一湯匙橄欖油，俄羅斯人則會在喝酒前先吃一點奶油。看來，世界各地的人都深受「宿醉」

所苦。

坊間流傳「喝酒前攝取大量牛奶或乳製品就不會喝醉」，雖然聽起來很像無稽之談，其實這個說法並不乏醫學根據。一般而言，與其遏制胃部吸收酒精，不如提高肝臟機能，多攝取有助酒精分解的優良蛋白質更好。換句話說，牛奶的效果不是爲了延緩吸收酒精，而是加速分解酒精，讓人更快從酒醉狀態中清醒。因此，正確的說法應該是「喝酒前攝取乳製品，就能提早從酒醉狀態中清醒」。

前幾天我在聚餐時，認識了一位實行宿醉預防法的先生。那是某公司的社長，既然當上了社長，與人聚餐的機會當然也很多。可是活躍於商場最前線的他，當然不能把寶貴的時間浪費在宿醉上。他一坐下來就先要了兩杯水（關於酒精與水的關係請容我後述），接著又點了堅果、起士及奶油葡萄乾的拼盤，全都是油脂含量高的食物。我看了不由得暗暗佩服，這位社長很懂得該如何預防宿醉啊。

不過，即使用了這些方法，還是會遇到容易宿醉或爛醉的時候。那就是身體和心靈都在疲憊狀態下的時候。剛才曾說過，肝臟機能減弱時，分解酒精的速度就會變慢。如果身體處於疲憊狀態之下，肝臟自然也是疲倦的。**吃太飽、喝太多酒、睡眠不足、壓力太大、過勞……日常生活中的每一件事都會累積肝臟的疲勞**。操勞過度的肝臟機能衰退，無法充分完成代謝解毒（將體內產生的有害物質轉化為無害物質）的任務。如此一來，身體無法獲得足夠的能量，反而累積了多餘的毒素。

此外，肝臟與腹腔內多數內臟皆有相連，肝臟機能一降低，全身都會感覺疲勞。換句話說，**肝臟機能的降低與全身上下的疲倦有關**。其中睡眠不足、生病或大病初癒的時候，也會讓肝臟特別疲勞。肝臟原本就是忙碌的臟器，單獨負起代謝與解毒的責任，忙得不可開交。若加上睡眠不足或生病的影響，身體無法順利分解體內老廢物質，又會增加肝臟的負擔。不只如此，當壓力大時，交感神經上升，負責肝臟等內臟運作的副交感神經失去正常機能，肝臟連帶陷入混亂，無法順利發揮作用。這就是造成肝功能衰退的遠因。還有，睡眠不足的人因為身體躺下的時間少，流向肝臟的血液也隨之減少，很可能導致肝臟無法徹底發揮原本應有的力量。

曾經因為宿醉或爛醉吃過不少苦頭的我，**只要一感到疲倦，一定會優先保護肝臟**。有時不管工作再忙，出席餐會的時候還是非喝酒不可。遇到這種情形時，**只要一有空閒時間，不管在哪裡我都會先讓身體平躺**。在辦公室也好，拜訪客戶時找一個沒人看見的沙發也可以，哪裡都無所謂。平躺是為了增加肝臟的血流量。比起站著或坐著，人**躺著時流向肝臟的血液就會增加，這麼一來，由血液帶往肝臟的營養素也會增加，肝臟才能盡早從疲倦狀態復原**。

覺得不舒服或疲倦時，請躺下來休息吧。這是符合醫學原理的復原法。另外，也請選擇攝取對肝臟有益的食物。具體來說，像是蜆仔、豬肝、牡蠣等等都很好。當然，遇到應酬時，在舉杯之後請盡量少喝酒。喝酒之後也要補充大量水分，及早就寢，如此才有時間消除肝臟疲勞，保持隔天完美的工作表現。

24 現在立刻戒掉「一坐下就先來杯啤酒」的習慣

炎熱夏天裡的啤酒特別好喝。一群人聚會的時候，「一坐下就先來杯啤酒」也是不可或缺的默契。因爲喝日本酒或葡萄酒容易宿醉，所以只喝啤酒，抱持這種想法的人也不少。不過，啤酒也沒想像中那麼無害。要是喝法不對，隔天還是會陷入後悔之中。

以下要說的方法並不限於啤酒，只要在**攝取酒精飲料的時候「和水一起喝」，就能有效預防隔天的宿醉**。喝威士忌或伏特加等烈酒時，會在飲下烈酒後重新喝一口水，英語中稱爲「chaser」。今後**不只喝烈酒，喝任何酒的時候也請養成喝「chaser」的習慣吧**。爲什麼要這麼做呢？在喝酒的時候同時喝水，能收到以下幾種效果。

①**降低血液中的酒精濃度，加快醒酒速度；**
②**適度彌補因酒精利尿作用而喪失的水分；**
③**漱掉口中殘留的酒精成分，感覺比較清爽。**

聚餐喝酒時，**不要只是「一坐下就先來杯啤酒」，也要「一坐下就先來杯水」，把這兩件事當作一件事來執行**，就能擁有不知宿醉為何物的強健身體了。前面提到那位社長就很明白這個道理。離不開喝酒應酬的工作人，利用經過科學證明的醫學知識做為武裝，就能擁有不會宿醉的身體。

不過，也會有一時大意喝多，隔天還是宿醉的時候。不巧的是，這種時候隔天特別容易遇上重要會議或提案。如果是我會怎麼解決這個狀況呢？首先，我會**喝運動飲料來補充身體的水分**。宿醉時身體流失大量水分，可能有輕微的脫水症狀。運動飲料含有適量電解質，容易被身體吸收，比起喝水，我更建議飲用運動飲料。咖啡或茶內含具有利尿作用的咖啡因，好不容易補充的水分馬上又會流失，所以最好不要喝。另外，要記得**積極攝取糖分**。糖分對分解乙醚很有效。

在此說明一下，喝入體內的酒精大部分會在肝臟分解。酒精首先被肝臟內的醇脫氫酶（ＡＤＨ）及其他酵素分解為乙醚。乙醚是造成爛醉和宿醉的有害物質。酒後臉色泛紅、心悸、嘔吐、頭痛等症狀的元兇正是乙醚的毒性作用。接著，肝臟內的乙醛脫氫酶（ＡＬＤＨ）等酵素會再將乙醚分解成無害的醋酸。醋酸隨血液流向全身，最後分解為水與二氧化碳，與汗水、尿液及呼氣一同排出體外。喝酒後呼氣時充滿酒臭味的原因就在這裡。以上一連串酒精分解的過程都需要糖分的作用。

如果運氣好，喝酒隔天是假日的話，總之請安靜休息吧。**重點是身體要平躺。因為酒精的代謝在肝臟中進行，躺著有助於將代謝所需的血液送往肝臟。運動或泡澡會助長脫水症狀，最好暫時不要去做。**

以前我和病患聊天時曾被問過「以酒攻酒有效嗎？」。老實說，答案是否定的。只是因為在宿醉的時候繼續喝酒，會再次進入酩酊狀態，感覺上宿醉症狀多少減緩一些罷了，除了「錯覺」之外什麼效果都沒有。只是因為血液中的酒精濃度提高，感覺變得麻痺了，如此而已。「以酒攻酒」不但會爲肝臟帶來更大負擔，還有可能導致酒精中毒，請絕對不要這麼做。

25 一流工作人聚餐不續攤

前面也提過，我經常受邀參加聚餐或派對。因此也經常被問到以下這些問題。

「所有聚餐邀約都會參加嗎？」

「如何決定要不要參加聚餐呢？」

「白天拚命工作，晚上還要應酬，鐵打的身體也承受不住吧？」

當然，我也不是所有邀約都會參加。雖然每一個聚餐都想盡可能前往參加，時間和體力應付不來時還是會婉拒或商量延期，有時則是前往參加之後，途中先行告辭。

這裡有個有趣的調查結果。

以社會新鮮人爲對象，針對「上司邀約喝酒時答應的理由」這個問題，超過六成的人回答「因爲那也是工作的一部分」（寶酒造網路問卷調查。調查期間爲二〇一四年一月三十一日到二月三日）。

和上司喝酒的場合，已經不再像從前那樣可以「不拘小節」，盡情喧鬧，而是被視爲工作的一部分。正因如此，**我認爲喝酒應酬的場合，也需要正式的自我管理能力**。

因爲工作性質的緣故，我有很多與企業經營者或企業高層一起喝酒的機會。這些重量級人物的共通點就是「**決不漫無目的、沒完沒了地喝酒**」。喝酒的時候盡情享受喝酒的樂趣，品嚐美味的食物，高談闊論關於工作策略或未來展望的話題。即使如此，酒宴絕對不會拖到半夜，也不會嚷著「再去另一間店！」，沒完沒了地續攤。

我向這些一流人士看齊，也對自己定下「聚餐、應酬時的五項原則」。

①基本上不續攤；
②週間至少保留一天晚上不安排應酬；
③盡可能提早開始聚餐的時間（對方能夠配合的話）**；**
④盡可能選擇酒和食物選擇衆多的店（對方能夠配合的話）**；**
⑤只有舉杯時喝啤酒，之後以紅酒、燒酒、威士忌等醣質含量少的酒類爲主。

按照順序說明吧。

第①點秉持的就是剛才所說「不沒完沒了喝下去」的精神。只要續攤又會喝下更多酒，導致隔天工作表現下降，如果不是眞的很重要的聚會，基本上我一律謝絕續攤。

我知道或許會有人說「就是很難拒絕」，你的心情我了解。不過，**我都是從一開始就先說好「請讓我婉拒續攤」**。見過好幾次面的人知道我的習慣，所以總是充實地吃完一頓飯就解散。

如果有人問「要不要續攤？」，我會毫不猶豫地說「眞的很不好意思，請讓我婉拒續攤」。

第②點就像在第一章中提過的，如果不事先安排好行事曆，被問到空檔時忍不住回答「那天的話還有空……」，不知不覺就會發現每天都排滿了應酬。

我的做法是事先擋掉某幾天，絕對不在那幾天安排應酬。因爲還是會有人正好邀約那幾天，所以現在都**請秘書強制設定「社長絕不加班日」，安排行事曆時絕對以這個時段爲最優先，死守我的自由時間**。每個星期一定會有一天提早回家，和家人吃飯或讀書充實自己。

關於第③點的時間，早的時候甚至請對方下午五點半就開始。早點開始早點結束的好處很多。

比普通晚餐還早的時段，因爲上門的客人通常比較少，有些餐廳會提供早鳥折扣。這時店員也還不累，服務比晚上更好。此外，早一點上餐廳就不用怕招牌料理賣完了。七點半左右結束聚餐，還可以回公司再做一點工作，就算沒有工作，早點回家也可以早點休息。因爲聚餐的時間訂得早，當天一大早就得提高工作效率。

至於第④點，當然是在可能的範圍內才這麼做。受邀參加的聚餐，不管對方招待什麼料理，還是會心懷感激地享用。如果可以自己選擇的話，我通常會盡量選擇料理種類豐富的餐廳。畢竟聚餐時難免多喝一點酒，這時就靠豐富的食物種類來調節身體狀況。

比方說西式自助餐形式的餐廳，可以自己多拿一點富含蛋白質的食物等等，試著了解當天會場提供哪些食物，善加運用吧。

最後，現代人就算不刻意攝取，醣質的攝取量也已經夠充足了，如果再從酒類攝取醣質，顯然會造成醣質過量的問題，破壞營養均衡。

在身體疲倦時，如果血糖值過度上升，之後血糖急速下降時，將會使得身體更加疲倦。所以我設定了第⑤個原則，若能搭配酒類選擇眾多的餐廳更好。如此一來就能做好酒的質量管理，喝的時候以醣質含量較少的威士忌、燒酒、紅酒等酒類為中心。

當然，大前提是不能對聚餐對象失禮，然後才是盡可能遵守以上原則。這也是爲了確保隔天工作表現，有效促進V字復原的訣竅。

26

營養補充品、保健食品有「現在看不到的副作用」

因爲搞不清楚哪些食物含有什麼營養成分，又不是生病所以不想吃藥……既然如此不如吃一點營養補充品吧——人一忙起來，總是會傾向選擇「簡單方便」的東西。値得慶幸的是，市面上的藥妝店擺滿各種各樣的營養補充品，選擇應有盡有。

以前曾有個病人跟我說：「因爲吃太多營養補充品，肚子都不餓了。」這聽起來雖然很像笑話，其實一點也不好笑。

根據二〇〇九年國立健康研究所舉行的調查結果顯示，有超過半數日本國民服用過營養補充品，約百分之十五的幼兒曾接受餵食可視爲營養補充品的濃縮食

品。在現在這個時代，營養補充品應該已被視爲健康食品的一種了吧。然而驚人的是，事實上**「健康食品」從未有過明確的定義**。

在現在這個時代，「只要是對健康有益，可期待發揮某種效果的食品」都可稱爲營養補充品。正式獲得政府許可，可以在包裝上標示機能的只有「特定保健用食品」（也就是一般常說的特保）和「營養機能食品」兩種，除此之外的都是「自稱」健康食品。說的不客氣一點，**只要賣的人說「這個是健康食品」，那就算是健康食品了**。

在此簡單說明一下「特定保健用食品」與「營養機能食品」的定義。首先，特保最有名的就是一個人雙手高舉的萬歲標章。每一種特保商品都經過消費者廳（譯註：日本政府機關，隸屬內閣府，主要管理消費者事務的行政專責單位）首長核發販售許可執照，是能夠標示效果的食品。和其他的食品不同，含有能確實影響身體各種機能的成分，對控制血壓或膽固醇等症狀有所幫助。食品廠商若想取得「特保」執照，必須對國家提出經過科學驗證的依據，並接受有效性和安全性的審查。

簡單來說，特保食品就是經過科學證明具有某種健康效果的食品。**不過，需要特別注意的是，特定保健用食品和醫藥品不同，不能用來治療疾病**。其次是「營養機能食品」，這是爲了幫助在某種原因下無法獲得一日所需營養成分的人，以補給營養爲目的所攝取的食品。

和特定保健用食品不同，營養機能食品沒有專用標章。用來補充光靠飲食無法獲得的營養素，屬於輔助食品。營養機能食品與特定保健用食品一樣，都被歸類爲「保健機能食品」，和特定保健用食品不同的是，營養機能食品不需要個別接受消費者廳首長核發販售執照。**只要符合國家認定的基準，各企業即可自行負責將產品標示爲「營養機能食品」**。

在眾多營養補充品中，可以標示爲營養機能食品的有菸鹼酸、泛酸（維他命Ｂ５）、維他命Ｈ、維他命Ａ、維他命Ｂ１、維他命Ｂ２、維他命Ｂ６、維他命Ｂ12、維他命Ｃ、維他命Ｄ、維他命Ｅ、葉酸等十二種維他命，以及鈣、鋅、銅、鎂、鐵等五種礦物質。除此之外的營養補充品，都應當歸類爲一般健康食品。

既然名稱中有「食品」兩字，吃了對身體也不會有壞處吧？一般人應該都會這麼想。可是，**不管發生什麼事，我絕對不會吃任何營養補充品。因爲營養補充品既不是醫藥品，日後更有可能產生目前還未發現的副作用。**

營養補充品竟然會有副作用？不是爲了健康才吃的東西嗎？的確如此。最有名的是一九九〇年代發生於美國的L-色胺酸膠囊造成多人死亡事件。許多服用L-色胺酸的人罹患了「嗜酸性粒細胞增多肌痛症候群」而死亡，美國食品及藥物管理局（ＦＤＡ）因此展開大規模的調查研究。

在另一次大規模的研究中，也發現了大量攝取維他命Ｅ與胡蘿蔔素會對人體造成不良影響。無論是色胺酸或維他命Ｅ、胡蘿蔔素，**在實際發生事例，正式提出報告前，都曾被視爲身體必須攝取的營養素。事例發生之後，卻在報告中立刻搖身一變，成爲對身體有害的物質。**

不只營養補充品，健康食品也是一樣。所有關於這些食品的評價，根據的都是「截至目前爲止」的資訊。誰也無法保證持續服用會不會產生副作用。

另外，正如我剛才所說，營養補充品中不乏「自稱」健康食品的不明商品，自由地在市面上流竄。不可否認的是，其中一定有品質粗劣或無法保證一定不會有副作用的商品。

尤其是已罹患疾病的患者，同時服用正式藥品與營養補充品時，有可能造成藥效失常，或是過度增強藥效導致傷身的結果。服用營養補充品前，請一定要徵詢主治醫生的同意。「營養補充品的影響可大可小」，若是小看了它，後果可能不堪設想。

27

疲倦時喝的「提神飲料」會縮短壽命

以為提神飲料有「魔法般的力量」，能幫助你從疲倦的谷底V字復原的工作人，請一定要用心看以下這一段的內容。

走在路上，到處都買得到提神飲料及能量飲料。我也經常在車站前看到上班族大口大口灌提神飲料的模樣。

為了一份早上一定要完成的資料而熬夜，現在睏得受不了，說不出為什麼一早起來身體就不舒服，昨天加班太晚回家，腦子還在放空，身體倦怠提不起勁，偏偏今天得參加一場重要的提案……遇到以上這些狀況的時候，一定有不少人選擇一口喝下提神飲料吧。

然而，每次看到這種情景，都會令我感到十分不安。

這是因爲，**提神飲料應該是「非常時期」喝的東西，若當成日常生活隨時飲用的東西，對身體只有百害而無一利**。

使用藥劑或提神飲料、營養劑等補充身體的營養和熱量時，應該只有在身體狀況不好或生病的「非常時期」。說到非常時期就想到緊急乾糧，誰也不會把乾糧當成平日的主食吧。相同的道理，身體健康的時候，從食物中攝取營養才是理所當然也是最好的選擇。可是現在，**許多現代人在不是非常時期的日常生活中，卻有太過依賴提神飲料的傾向**。甚至不知道這種貪圖一時方便的舉動，日後卻會反過來讓身體嚐到苦果……

本該提供身體營養的提神飲料會反過來對身體造成有害的影響？這個說法或許令人難以置信，但是事實上，某些提神飲料中確實含有少量酒精成分。加入酒精成分的提神飲料，目的是達到讓喝下的人立刻恢復精神的短期效果。然而，**這樣的提神飲料已經稱得上是興奮劑的一種，當短暫的效力消失後，身體反而會一口氣陷入嚴重的疲倦之中**。

此外，提神飲料中可能含有的酒精成分或咖啡因屬於嗜好品，**有成癮的危險**。不只如此，提神飲料為了活化因低血糖而變得遲緩的大腦，往往含有大量糖分，**每天喝恐怕會造成糖尿病和肥胖等問題**。對於正在固定服藥的人來說，也難以避免提神飲料中的酒精成分和咖啡因，和原有的藥效合併時產生的傷害與危險。

舉例來說，感冒藥或支氣管擴張劑如與咖啡因一併服用，在相乘作用下有可能引發頭痛。另外，安眠藥及降血糖藥（治療糖尿病的藥）一起服用時，會導致安眠藥效力過強，有時還會無法控制血糖。

以幾乎所有提神飲料都含有的咖啡因為例吧。成分表上的標示是「無水咖啡因」，和綜合感冒藥裡的成分是一樣的東西。

綜合感冒藥是一種能緩和頭痛、喉痛、咳嗽、打噴嚏、發燒、流鼻水、鼻塞等感冒症狀，以退燒藥和止咳藥等成分複合而成的藥品。提神飲料和綜合感冒藥使用無水咖啡因的目的都是為了鎮痛。

沒錯，適量使用無水咖啡因確實可暫時消除睏意，令人感覺不到疲倦，也有抑制疼痛的效果。在腦血管的收縮作用下，頭痛的程度也會得到減緩。但是，一**旦咖啡因的效力消失，失去收縮作用的腦血管再度擴張，頭痛情形反而會比原本更加惡化**。

尤其是長期攝取咖啡因的人，突然戒除時頭痛的情況多半會變得更嚴重。更可怕的是，**咖啡因具有神經毒性，攝取過多會有死亡的風險**。一般認為咖啡因的致死量是五到十公克。當然，只喝一瓶提神飲料不用擔心攝取過量的問題，若一次喝下好幾瓶，後果可就不堪設想。

普遍而言，攝取量超過兩百五十毫克（約可換算為三到四杯咖啡）時，身體便會出現以下不良反應：

①**坐立不安**
②**神經過敏**
③**興奮過度**
④**失眠**
⑤**臉色泛紅**

⑥頻尿
⑦腸胃失調
⑧肌肉抽筋
⑨思考或說話時抓不到重點
⑩心悸、心律不整
⑪不容易感覺疲勞
⑫情緒不安定

在美國，因爲提神飲料及能量飲料攝取過剩的問題日益嚴重，於是便在二〇一三年，由美國食品及藥物管理局（ＦＤＡ）開始針對全美販售的提神飲料安全性展開調查。**結果發現，十年內共發生了十三起無法排除與提神飲料有關的死亡意外。**

原本期待喝了之後可以更有活力的提神飲料竟能致人於死，光想就令人毛骨悚然。

我絕對不是要否定提神飲料的存在。前提是必須把它視為「非常時期」使用的非常食品。

只要能掌握疲倦的眞正原因，控制並管理自己身體的疲倦，自然就會減少對這類食品的依賴。這就是我寫這本書的目的。

第3章——讓工作表現維持最佳狀態的飲食對策——總結

只要吃早餐，就能大幅提高上午的專注力

上午總是精神渙散，提不起幹勁的原因，很可能是因為沒有吃早餐。
不需要追求完美的早餐，「站著吃」、「不大費周章」、「簡單的食物」也能發揮充分的效果。

不是因為疲倦所以不吃肉，是因為不吃肉所以疲倦

富含優良蛋白質的瘦肉，除了能增強體力，還能提高專注力與思考力。需要加班的日子，覺得疲倦的日子，更需要以肉食補充精力。

該注意的不是卡路里數字，而是背面的營養成分表

吃便利商店食品時，不要受包裝上標示的卡路里數字所惑，該確認的是背面的營養成分表，選擇含有豐富蛋白質與維他命的食物。

第 4 章

不是消除壓力，而是控制它

28 一流人士「不累積」、「不接受」、「不給予」壓力

現代社會也被稱爲壓力社會，無論職場、學校、家庭都需承受不少壓力。我在第一章中曾提及疲勞有精神上的疲勞，說造成這種精神上疲勞的最大原因就是「壓力」也不爲過。**當來自壓力的疲勞日益惡化，會出現身體倦怠、心悸、嚴重暈眩等各種身體上的症狀**。以壓力爲出發點的疲勞，一開始雖只是精神上的症狀，之後也會對肉體造成影響，拖垮工作人的工作表現。

不過，雖然說起來都是壓力，還是可以分成身體的壓力和心理的壓力。像是受傷或疾病造成的疼痛，就是身體的壓力。這類壓力可以透過服藥或在醫院接受治療的方式改善，治癒的方法很多。從這類壓力中復原的方法也比較明確，容易處理，只要接受適切的治療，一定時間之後就會復原。基本上只要「靜養就能治

好」。

另一方面，心理的壓力則較爲棘手。和外傷不同，心理壓力從外表看不出來，和疾病也不一樣，較難透過檢查發現。與第一章中描述的疲倦一樣，每個人的壓力成因都不同，也沒有一條清楚的界線可以界定「超過這條線就是壓力大，沒超過就不算壓力」。此外，幾乎所有心理壓力都脫離不了人際關係或社會關係，很難立即獲得改善或消除，處理起來也更爲複雜。

在**處理心理壓力時最有效的三大原則是「不累積」**、**「不接受」**、**「不給予」**。

首先是「不累積」。想做到不累積，**最重要的是盡可能拉長時間軸**。時間軸指的是什麼呢？就是「煩惱的時間軸」。**人們在感覺心裡有壓力時，往往會想在短期內解決它**。這麼一來，將會變成一種惡性循環，想儘快解決的心情和怎麼也無法順利解決的現實交錯，形成了更嚴重的心理壓力，也更容易深陷其中，擺脫不了壓力的迴圈。

習慣短期思考的人，多半有自己跳進壓力之海的傾向。一旦沒有辦法馬上得到自己想要的結果，情緒就會變得更不安定。因爲眼光只能注意到短期內的結果，鎮日受小事影響喜怒哀樂。一遇到好事就開心，一遇到壞事就焦慮或陷入沮喪。如果不想累積壓力，每一時間單位內的情緒變動幅應該愈小愈好。**想盡量縮小變動幅，就要把橫向的時間軸盡量拉長延伸，如此一來，縱向的情緒變動幅就會變小了。**

工作人也一樣。大家一定都知道，想在短短時間內說服新客戶合作並不容易。只能花長時間與對方培養感情，在不斷被客戶訓斥之間建立彼此的信賴關係。可是，如果一心只在意短期內的成果，一受訓斥或遇到一點失敗就會認爲「不行了」而放棄。這麼一來，和這個客戶之間或許就沒有未來發展可言。能在工作上做出成績的人，都是這種時候積極「再往前走一步」人。把目光放在長期的時間軸上來看，就能一天一天地努力下去。

我也曾有這樣的經驗。以前有個一直看不到成長的部下，我自認已經很早就把自己能教的工作訣竅都教給他了，卻怎麼也看不出他吸收學習的成效，導致我每天爲了這個部下煩躁易怒。

然而，我忽略了人的成長是需要時間的，我自己不也一樣嗎。一年後，這位部下就成長爲一個非常出色的工作人了。**當初的我如果能設定「給部下一年時間成長」的長遠時間軸，想必就不會爲一點小事煩躁發怒了**。這件事讓我深深體會到，煩惱時一定要拉長看事情的時間軸。

其次是「不接受」。容易感到強烈壓力的人，多半是態度嚴謹，責任感強，什麼事都想靠自己單獨解決的人。這種人平常自己的壓力已經夠大了，卻常常還有接收別人想法或責任的傾向。結果就是造成自己負荷過重，難以承受。這樣的人，請**爲自己設下「到這裡爲止辦得到，從這裡開始就辦不到」的界線，並且拿出拒絕的勇氣吧**。

連別人的壓力都接收的結果，造成自己工作表現下滑，只會在職場和家庭形成一連串的負面效應。**想要斬斷一連串的負面效應，需要的是「不接受」的勇氣**。害怕因爲拒絕而被討厭，這樣的想法雖然也有溫柔的一面，但是這種溫柔體貼將會招來更多負面效應，把更多人捲入痛苦之中。

最後是「不給予」。己所不欲，勿施於人。發現自己給別人壓力時不但會感到後悔，總有一天還會以另一種形式反彈回自己身上。斬斷負面連鎖效應的勇氣，其實也是一種不給予別人壓力的勇氣。

提到這一點，我就想起一位客戶的故事。那位客戶本身是個工作能力很強的人，對業績的標準也很高。當他開始帶領幾個年輕下屬成立團隊時，團隊的業績卻始終無法提昇，使他每天活在焦慮之中，動不動就斥責下屬，或是以高標準要求下屬完成工作，給下屬們帶來不少壓力。

有一天，**他忽然察覺「團隊的業績之所以無法提高，是因爲我總是把自己的焦慮傳染給別人的緣故」。於是他決心改善這種情況。當他開始修正自己的言行舉止，斬斷由自己展開的負面連鎖效應之後，團隊的氣氛變好了，業績也提昇了**。因此，各位身爲團隊領導的人或許該想想，業績無法提高，團隊合作力不夠好的原因，會不會是**自己在不知不覺中給別人太多壓力的緣故。到後來，那些都**

會回過頭來變成自己的壓力。

對付心理壓力時，一定要隨時提醒自己三大原則——「不累積」、「不接受」、「不給予」，否則很容易就會忘記。注重身體健康固然重要，每天配合三大原則檢查自己心理是否健康，也是不容怠忽的工作。

29

上司容易脫口而出，但絕對不能說的三大「慰勞詞」

好的團隊一定有好的主管（上司）。好的主管能引出部下最大限度的能力。爲此，有一點比什麼都重要，也非做不可，那就是了解部下、熟悉部下。爲了讓部下在工作表現上發揮最大的實力，**除了必須知道部下有多少潛力外，同樣重要的是知道部下的極限在哪裡。換句話說，避免他們過度努力也是主管重要的責任。**讓重要的部下燃燒殆盡，不但對上司和組織而言都是極大的損失，更會造成部下的痛苦。任由部下不顧自己極限拚命過頭，只能說是上司在監督上的失職。鞭策怠惰的部下固然是上司的工作，對於帶領優秀部下打拚的上司而言，拿出勇氣要求部下休息也是工作的一部分。

爲了幫助部下從疲勞谷底V字復原，上司應該提醒自己掌握部下心理疲勞的

極限。首先，最重要的是判斷部下是不是「努力過度的員工」。好好想想每一個部下，試著循下列項目一一確認部下是否符合吧。

①自認也公認是努力工作的人；

②經常把「我喜歡工作」掛在嘴邊；

③工作上遇到失敗時不會歸咎他人，總認爲是自己能力不足；

④不把工作做到完美就不甘心，不惜加班或假日出勤；

⑤放假時似乎也滿腦子都是工作的事；

⑥把後輩的煩惱當成自己的煩惱。

以上都是努力過度的員工特徵。如果你身邊也有這樣的部下，身爲主管的你可能會忍不住說出以下三句話。說的人或許以爲自己是出於關心體貼，然而這三句話中卻隱藏著可怕的陷阱。

①「早點回家，讓身體休息一下。」

如果從事的是需要體力的工作還無話可說，多數現代工作人的疲倦，應該都來自人際關係的煩惱或工作上的問題，頭腦與心理的疲倦佔了大部分。這種時候，如果**回家休息，反而會滿腦子都是工作的事，有時只會加深煩惱罷了**。**心理與頭腦疲倦時，正確答案未必是讓身體好好休息**。想要療癒疲倦的心理與頭腦，運動身體或許更有效。可以做做體操或慢跑，或是其他運動也不錯，總之，推薦部下運動會比要他們休息更有效。與其說些「好好休息」之類的慰勞詞，不如建議部下**「今天早點下班，什麼都不要想，去健身房流一身汗吧」**。

②「看你這麼努力，帶你去喝兩杯吧！」

想借助酒意讓部下放鬆的美意固然很好，結束工作之後還不得自由，對部下而言其實是相當大的心理負擔。即使人在酒吧裡，只要上司就坐在眼前，基本上的話題依舊脫離不了工作，就算不說出口，滿腦子還是只有工作。更別說和上司在一起時的緊張和顧慮。再說，當上司也喝了酒之後，開始發起諸如「我也是很辛苦的！」、「你們要更努力才行啊！」的牢騷，不但不能消除部下的壓力，反而變成對部下的說教，說不定只會帶來更大的壓力。**如果想傾聽部下有什麼煩惱，原則上還是在沒有喝酒的上班時間進行。**

③「不用這麼努力也沒關係啦！」

問題不在「努力」，而在於「太努力」。可以告訴部下「加油，但是不要勉強自己太努力」。但是對某些部下來說，**聽到上司說「不用努力」時，只會覺得自己的存在遭到否定。**正確的表現應該是一方面認同部下的努力，一方面輕輕幫部下踩煞車。

根據二〇一一年厚生勞動省的調查，日本已有將近一百萬人受憂鬱症所苦。驚人的是，這個數字幾乎是十年前的兩倍。努力過頭的部下，其實就是隨時可能罹患憂鬱症的員工，只需要小小的導火線就會失去心理的平衡。請上司絕對不要成為那破壞員工心理平衡的最後導火線。

30

不是要消除壓力，而是要拿來當作跳板

苦惱於壓力的人往往有個特徵：「將壓力照單全收」。如果不想累積壓力，想順利地將壓力發洩出去，最重要的就是理解如何與壓力共處。雖然這並不容易，最簡單的做法，其實是將壓力當成「跳板」。這就是「延伸目標」的思考模式。

所謂的延伸目標，指的是「設定無法輕易達成的目標，必須稍微付出一點努力才能達成的目標，達成之後才有價值」。當事情的發展不如預期時，雖然會感覺到壓力，只要能克服此時的壓力，自己就會獲得成長。

過大的壓力雖然不好，適度的壓力卻能幫助自己成長，秉持這種想法與壓力共處才是最重要的。**「需要稍微努力」程度的壓力，能使人變強。**

其實，我們人體之中也有一套和「延伸目標」相同原理的適應壓力系統。那就是「免疫系統」。當外來細菌侵入體內時，免疫系統會製造出名爲抗體的物質，和細菌作戰。當某種細菌第一次侵入我們的身體時，身體可能會出現發燒、怠惰等反應，然而拜免疫系統之賜，當這種細菌第二次侵入時，身體裡已有了抗體，對細菌有了抵抗力（免疫力）。

反覆這種過程就能提高身體的免疫力，讓我們即使活在充滿細菌的環境中也能保持身體健康。面對壓力時也一樣。**毫無壓力的生活乍看之下似乎是個天堂，其實反過來想，那只是活在無法鍛鍊抗壓性的溫室裡。唯有適度的壓力，才能夠讓心理與身體有所成長。**

還有另外一個方法可以讓壓力變成助力。那就是戒掉「延後」的毛病。**容易累積壓力的人，往往也有習慣「延後」工作的傾向。**

遇到麻煩的問題或棘手的工作，總是說著「現在很忙，等一下再做」、「等精神好一點時再來處理」等等藉口，把該做的工作延後，試圖逃避壓力。然而，該做的事愈往後延，只會讓壓力變得更大。

請回想小時候的暑假作業。很多人都曾有過暑假快結束時還有大量作業留白的經驗吧。我也是其中之一。暑假的最後幾天，一邊被父母責罵，一邊和不知道能不能在開學前做完的壓力搏鬥，每天過著被壓力壓得喘不過氣的生活。說到底，延後只是苦了自己。

延後會造成哪些苦果呢？首先是心情無法百分之百獲得解放。只要事情還沒處理，內心深處總會有「非做不可」的焦慮存在，無法盡情享受其他事情帶來的樂趣。

其次是擔心別人對自己失望。有時也的確會因此受到上司斥責。**即使能靠拖延暫時逃離眼前的壓力，累積的工作日後還是會變成更大的壓力侵襲而來。抗壓性差的人，往往就是有這種「拖延」惡習的人。**

面對討厭的工作、麻煩的任務時，「當下立刻去做」，才是真正能夠減少壓力的小訣竅。不要逃避壓力，而是要抱持不顧一切迎向壓力的念頭。

「當下立刻去做」的習慣，除了能安定自己的情緒，還能提高上司或同事對你的評價。「他是會馬上去做的類型」、「她有很強的行動力」等等，周遭會像這樣提高對你的評價。

要趁造成壓力的原因還輕微的時候儘快解決它。拖得愈久，壓力只會變得愈大，不可能減輕。**和壓力相處的聰明方法，就是養成「立刻去做」的習慣。**

31 嚼二十分鐘口香糖，工作效率倍增

痛苦的時候下意識咬緊牙根的經驗，你也曾有過嗎？其實，根據最近的研究指出，這種「咬牙切齒」的動作，也就是**「咬」的行爲，能爲人體解除身體或心理上的壓力**。

在此分享一個加拿大學者的實驗吧。實驗中不斷給予白老鼠壓力，結果會造成白老鼠產生胃潰瘍，這點和人類一樣。不過，如果讓不斷承受壓力的白老鼠咬尼龍刷，就能防止胃潰瘍的產生。不只如此，被視爲血液中壓力指標的ＡＣＴＨ（促腎上腺皮質激素，遇到壓力時就會產生的荷爾蒙）量也會減少。

另一項研究則將白老鼠分成有做啃咬動作與沒有做啃咬動作的兩組，觀察雙方的大腦機能，發現有做啃咬動作的白老鼠下視丘（控制壓力的大腦中樞部分）

活動減弱。當然，並不能光憑這項研究就蓋棺論定。不過，關於「咬嚼」是否能減輕壓力的研究爲數不少，可見至少還是有一定程度的相關性。我們人在懊悔時會下意識地咬牙，大聯盟的棒球選手站上打擊位置時也經常嚼口香糖，這些或許都是希望將壓力減至最輕的應變行爲。

在日常生活中沒事咬牙切齒，或許會對身邊的人造成困擾，對牙齒也不好。其實不需要這麼做，想減輕壓力還有更方便簡單的方法。那就是「嚼口香糖」。咀嚼不只是牙齒與下巴的單純運動，還可說是與腦中高度整合機能相關的運動。不只促進大腦活性化，更能引發腦內快樂物質的分泌，喚起安心或幸福的感覺。

無法一邊工作一邊嚼口香糖的人，建議可以利用休息時間。不過，有資料顯示，若想咀嚼口香糖減輕壓力，**至少要連續咀嚼二十分鐘才會有明顯效果**，請盡量利用長時間休息時咀嚼吧。

每次我一提到這個方法，總會有人問「該嚼哪種口香糖好呢？」的確，市面上販售各種口味和香味的口香糖，其中也有加入木糖醇成分防止蛀牙的，或具有磨牙效果的，種類可說五花八門。不過，基本上我們重視的是「咀嚼」的動作，倒不用特別講究口香糖的種類。只是如果經常嚼口香糖的話，為了避免卡路里過高，最好選擇無糖或少糖的種類。

其實，不只利用休息時間嚼口香糖，咀嚼這個動作原本對健康就很有益處。在一個以老鼠為對象的實驗中發現，**長時間食用軟爛食物的老鼠，其學習能力比長時間食用偏硬食物的老鼠更低。此外，科學也已證實經常咀嚼有助於短期記憶力的提昇。**

習慣服用膠囊、藥錠等營養補充品的人，以及喜歡喝蔬果汁補充養分的人，恐怕就無法從「咀嚼」中獲得各種好處了。正如前一章曾提到的，關於飲食這件事，「吃什麼」固然重要，「怎麼吃」也不能輕忽。吃偏軟的食物、液狀食品、膠囊藥錠狀的營養補充品時，等於自動放棄「咀嚼」行為。雖然還是能獲得營養素，卻無法獲得來自咀嚼的好處。

另外，根據資料指出，忙碌的工作人經常用來果腹的牛丼、咖哩等用一根湯匙就能吃完一餐的食物，平均只要七分鐘就能吃完。這是不經咀嚼，狼吞虎嚥的速度。吃太快不只是發胖的原因之一，不需要咀嚼的食物也會讓人喪失消除壓力的咀嚼機會。

日常動作也有許多減輕壓力的機會，請仔細「咀嚼」前面提到的內容吧。

32

提不起幹勁工作時，別猶豫，整理辦公桌就對了

工作表現出現暫時性的低落，這種事常常有。我自己也曾多次撞上工作表現不佳的障壁。這種時候有個馬上就能解決的方法，就是**暫時離開目前手邊的工作**。不過，畢竟不能丟下工作跑出去玩樂，此時不妨嘗試不需完全離開工作，當靈感回來時又能馬上回到工作崗位上的方法吧。

以我個人的經驗來說，那就是**整理書桌或打掃房間**。爲什麼是打掃呢？其實，打掃至少可以達到以下四種功效。

①**運動身體，增加流向腦部的血液；**

②**轉換心情；**

③**發現新的工作靈感；**

④**獲得來自周遭的讚美與協助。**

首先是①，這也是打掃最大的好處。打掃時一定要站起來四處走動，手和腳都會派上用場。站起來走動或運動雙手都能增加流向腦部的血液，使頭腦更清楚。換句話說，一直坐在位子上的人，只要藉由走動就能讓停滯在下半身的血液循環全身。

②的效果也不容錯過。首先，環境打掃乾淨了，心情自然會變好。書桌上整理得乾淨整齊，不只看了舒服，還會湧現一股「好！開始工作囉！」的積極心情。不管怎麼說，**先完成剛才做到一半的資料吧。享受那種「重整」的感覺是很重要的**。

整理書桌或房間時，你是否也曾突然停下來過？那就是③的效果。因為整理出以前奮鬥到一半的資料或思考時寫下的筆記，當時派不上用場的內容，如今可能成爲手邊工作的提示或靈感。我稱這是「**把事先存起來放的點子挖掘出來**」。許多情報在經過時間的醞釀後，往往會產生新的意義。

最後是④，整理辦公桌或辦公室而獲得上司及同事的讚美。沒有人不喜歡乾淨整齊的辦公室，順手幫隔壁的人清理垃圾桶，順便幫上司擦擦桌子等等，這些行動對你而言雖是隨手之勞，對對方來說卻是貼心感動的舉止。**這就是「Give & Take」**。

你先做了「Give」，之後一定會得到令人開心的回報。人們受到別人給予的好處時，一定會想做些什麼來報答。或許是協助你的工作，或許是幫你泡一杯咖啡，也可能會給你一個意外驚喜。

最後，打掃還有一個附加價值。那就是「**勞動興奮**」。所謂勞動興奮，指的是開始勞動之後，情緒受到帶動而愈來愈有幹勁的效應。這是德國心理學家克雷普林（Emil Kraepelin）發現的原理，和大腦中的「伏隔核」有關。

實際著手勞動，能刺激腦中伏隔核展開活動，等同於打開「幹勁」的開關。

如此一來，就能順利地展開一連串的工作。換句話說，**藉由打掃提昇幹勁，直接帶著振奮的心情投入工作。**

當壓力太大導致手邊工作陷入短暫的停滯時，不妨先試試打掃房間或辦公室吧。

第4章——不是消除壓力，而是控制它——總結

容易累積壓力的人，試著拉長時間軸

一旦抱著在短期內解決問題的想法，就會累積更多壓力。盡可能將時間軸拉長，沮喪的程度也會跟著減緩許多。

拖延、延後工作的習慣，反而是形成心理壓力的原因

拖延問題，只是把壓力往後延罷了。要知道，壓力愈往後延只會累積得愈多愈大。

用「嚼口香糖、打掃房間」來重整大腦

無心工作，提不起幹勁時，試著嚼嚼口香糖或整理辦公桌、打掃房間等等，可以重整大腦，重新取回積極的心態。

第 5 章

「不想把疲倦帶到隔天」，只要養成一個習慣

33

利用「身體記錄手冊」，讓疲勞具體可見

前面提到的都是「如何不把疲倦帶到隔天」的基礎。關於睡眠、飲食的方式、解決壓力的方法等，也穿插了不會將疲倦帶到隔天的人們實際的例子，或我個人的訣竅。然而，正如第一章也提過的，疲倦的種類因人而異，每個人對疲倦的極限也不一樣。導致部長疲倦的工作量，一定和導致新人疲倦的工作量不同。奧運馬拉松選手能跑的距離和業餘馬拉松選手不同，訓練後體力恢復的速度一定也不一樣。所以，只有自己才能找出自己對疲倦的容忍程度和極限。

那麼，該如何找出自己對疲倦的容忍極限呢？

其實有一個**很簡單的方法，那就是寫下「身體記錄手冊」**。

「身體記錄手冊」？我想應該幾乎沒有人聽過這個名詞吧。不過，這並不是什麼特殊的東西。需要準備的只有**你平時使用的行事曆手冊，桌曆、手機裡的行事曆應用程式**也可以。在此最需要注意的重點是「平常使用的東西」。因爲人只要聽到「特別準備」、「專程準備」時，就會突然變得很懶惰，不想動手。

我自己開始記錄身體手冊之後，身體狀況變得「看得見」了。這麼一來，便能自發地適度調整工作步調，該踩煞車時就踩煞車，該休息時就休息，懂得安排工作的輕重緩急。更令人開心的是，疲倦的頻率變小，從疲倦中復原的速度則加快了。

聽到身爲醫生的我這麼說，各位或許會誤以爲身體手冊是記錄每天早上量的血壓、體重等具體的數字吧。其實，我說的身體手冊裡完全沒有這些數字（請參照第一七九頁）。**要寫的只有「自己對身體的感覺」而已。**畢竟就醫學觀點來看，也有低血壓但身體狀況良好的人，或是體溫在正常範圍內卻感覺全身倦怠的人。因此，雖然不能說數字完全沒有意義，但在了解身體疲倦程度這點上，**與其仰賴數字，自己的感覺更重要。**正可說是「傾聽身體的聲音」。

這麼說起來，記錄身體手冊時最重要的就是掌握**連續一段時間「身體狀況的演變」**。當自己感覺身體狀況不好時，只要在手冊上記下「×」符號即可。相反地，感覺身體狀況好時就記下「◎」或「〇」，稍微不舒服時就記下「△」，愈簡單的評價方式愈容易持續下去。正如剛才說過的，身體記錄手冊最重要的是掌握一段連續時間的身體狀況。所以，不持續記錄就沒有意義了，簡單必須是最重要的重點。

除此之外，還可以寫下工作與身體狀況相關的簡短心得。比方說「睡眠不足，遲到」、「腿部水腫消除、談成一筆生意」、「開會不覺得睏、大便順暢」……等等。

在工作上失誤時，往往是早上爬不起來的日子或沒有食慾的日子。如果身體記錄手冊連續三天都是「×」，就該提醒自己隔天不要加班，不要安排重要的商務交涉等等，**事前按照身體狀況控制工作進度**。

反過來說，當「◎」或「〇」持續三天時，就知道差不多可以著手大型案件，或是積極開發新事業等等，屬於適合衝刺的時候。人們比較容易記住身體狀況不好的時候，狀況好的時候則容易忘記。基於這一點，記下「◎〇△×」對做出

筆者的「身體記錄手冊」

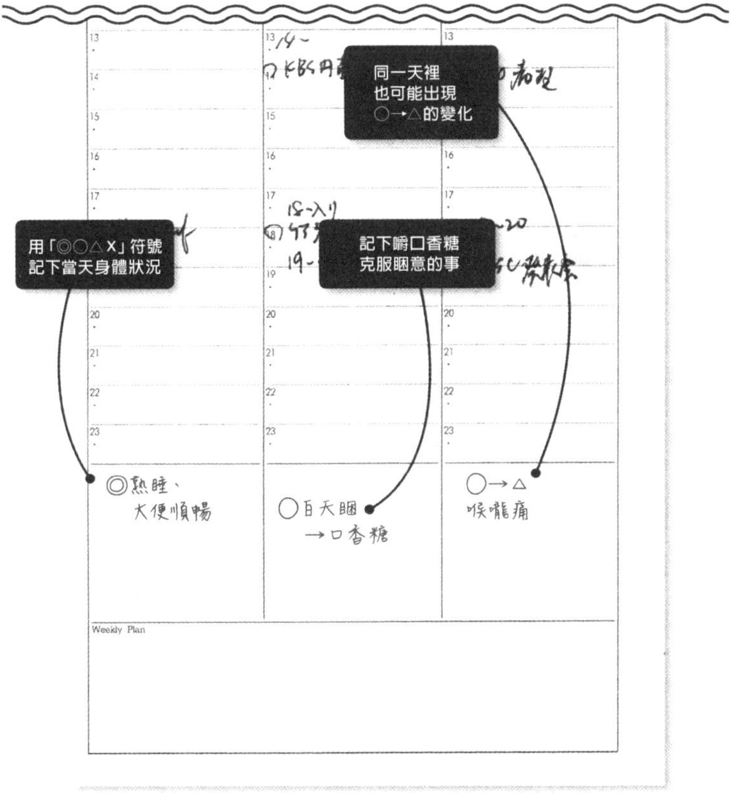

記錄在平常使用的行事曆手冊下方。

判斷有很大的幫助。

再者，「具體記下身體狀況」也會令人提高對身體健康的注意力。

比方說，因爲聚餐或應酬的緣故，連續好幾天都有喝酒的機會。結果發現接下來三天連續記錄了「×」，還留下「早上不容易清醒」的註解時，就會提醒自己該少喝一點酒了。寫下身體狀況的記錄，不光能維持身體健康，還能提高自己對健康的意識，可說一箭雙鵰。

持續記錄一段時間後，就能大概掌握自己疲倦的極限在哪裡。只要休息一下或躺一下就能恢復的程度，還是要睡一個晚上才能恢復的程度，或是得花上一個星期或一整個月才能復原的程度等等，一段時間之後就能大致掌握。**綜合身體記錄手冊的種種好處，最終可幫助你「鍛鍊對疲倦的敏銳度」**。

除了身體之外，記錄身體手冊還能提高對頭部疲倦，也就是大腦疲倦程度的敏銳度，更容易察覺大腦發出的警訊。最具代表性的大腦疲倦警訊是以下三種：

①**睏意與倦怠**：精神恍惚、打哈欠、眼睛疲勞、全身無力。

②**專注力低落**：思考無法整合、失去毅力、焦躁易怒、喪失短期記憶。
③**身體不適**：肩頸僵硬、頭痛、腰痛、眼皮抽搐。

事實上，大多數人不但容易錯失大腦發出的疲倦警訊，還經常依靠喝提神飲料來掩飾疲倦，這點需要多加小心。

爲了準確接收來自身體的疲倦訊號，請先試著以「◎○△×」記下身體狀況的好壞，以及對自己身體狀況的描述，並加上當天的工作內容。等到習慣之後，再加上大腦發出的疲倦警訊。

34 疲倦有「固定模式」！

爲什麼我最後會選擇「身體記錄手冊」這個方法呢？如前面提過的，因爲我發現**想掌握自己的身體狀況，重要的是不能只看「點」，而是要看「線」，也就是看一段連續時間下的狀況**。換句話說，持續比什麼都重要。爲了讓自己有持續的動力，一定要是「簡單又輕鬆」的方法。

此外，記錄本身不是目的，更重要的是，從記錄之中找出在工作上管理健康的解決方法。如果只是記錄，和日記或普通的筆記就沒有兩樣了。只要自己能明白記錄內容的意義，就能找出改善工作與身體狀況的策略。

左邊的曲線圖，表示出我在記錄身體手冊前的疲勞模式（A），與使用身體

身體記錄手冊的效果

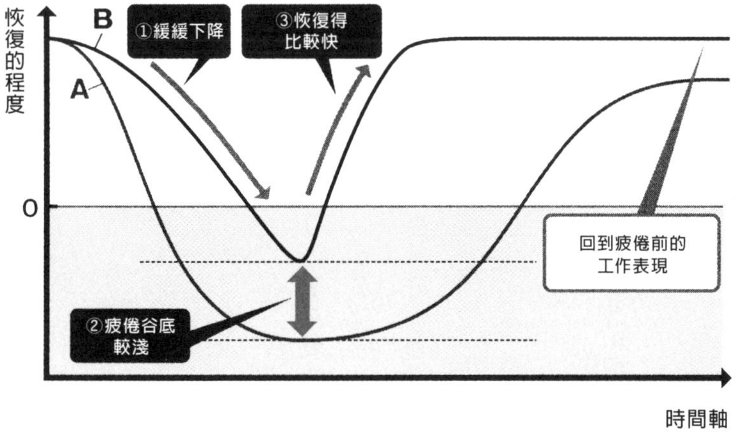

記錄手冊後的效果（B）。記錄身體手冊之前的我，就和現在正在讀這本書的各位一樣，陷入總是**「莫名疲倦」、「疲倦難以消除」**的狀況中。這張圖表有三個重點：

①**首先，疲倦曲線變得比較平緩；**

②**疲倦曲線的谷底變得較淺；**

③**從疲倦中復原（重新振作）的速度變快。**

爲什麼能實現這樣的曲線圖呢？答案是，因爲我**用身體**

記錄手冊「讓疲倦看得見」。在工作場合時常聽到「具體化」、「可視化」之類的詞彙，疲勞也一樣。藉由身體記錄手冊**將「總覺得好像有點累」中「總覺得好像」的部分具體化，幫助我實現了圖表中的三個重點**。

B的曲線完全呈現出前面我一直提到的「從疲倦谷底V字復原」的意象。身體記錄手冊正是爲了達到這點的輔助工具。爲了讓自己實際掌握每一波疲倦的程度，必須要有一套「讓疲倦看得見」的評量表。重複前面說過的，只要將自己感覺到的身體狀況，用「◎○△×」的符號簡單記錄在手冊上就可以了。身體狀況非常良好時以「◎」表示，普通的時候則是「○」，完全不行的時候是「×」，介於中間時用「△」表示也可以。如果能加上血壓或體溫等醫學數據當然最好，但是老實說，每天要量也很麻煩吧。首先，請記下自己身體狀況的「大方向」即可。剛開始的時候，只要在日期下做個記號，就這麼簡單，自己看得懂就可以了。

等到養成習慣之後，**再針對更具體的項目（飲食、睡眠、排便等等），一樣以「◎○△×」加以評量。**

這裡有件事需要特別注意，那就是「盡量不要花太多時間做這些記錄」。這份記錄只是爲了幫助自己掌握身體狀況的大方向，強迫自己寫下太多細節只會愈來愈提不起勁，那樣就沒有意義了。不花太多時間是長久持續的必要條件。

以前我曾介紹病患使用身體記錄手冊，或許因爲對方原本就是完美主義的個性，還爲了做這份記錄而特地買來專用的筆記本。然而，這麼一來就無法達到記錄身體手冊的原始目的了。原本記錄身體手冊的目的，是爲了看出身體狀況與工作表現的關聯性。換句話說，把工作行事曆（例如提案、開發新客戶、會議、應酬等）和記錄身體狀況的「◎〇△×」放在一起才是最重要的。

下一節會具體介紹如何記錄與閱讀身體記錄手冊。

35

「不知為何被罵」、「不知為何無法專心」也要記錄起來

接下來要告訴大家的，是身體記錄手冊的具體書寫方法。首先請看下一頁的手冊範例。這是某位工作人某一天的身體記錄。

早上開會，上午在外拜訪客戶，午餐扒一碗牛丼，吃完直接去向客戶提案，回辦公室製作資料，最後是和後輩聚餐喝酒。身體評量的綜合分數是△，早上排便順暢，開會時似乎沒有打瞌睡。這些記錄完全出於自己主觀也無妨，同樣的狀況，或許換個人評量結果會是○也說不定。那也沒關係。自己的身體只有自己最了解。只要「具體呈現出來」就好。如果還有餘力的話，或許可以把行事曆寫得再詳細一點。例如：拜訪客戶時是開車還是搭電車，提案時有沒有回答提問，資

身體記錄手冊範例①

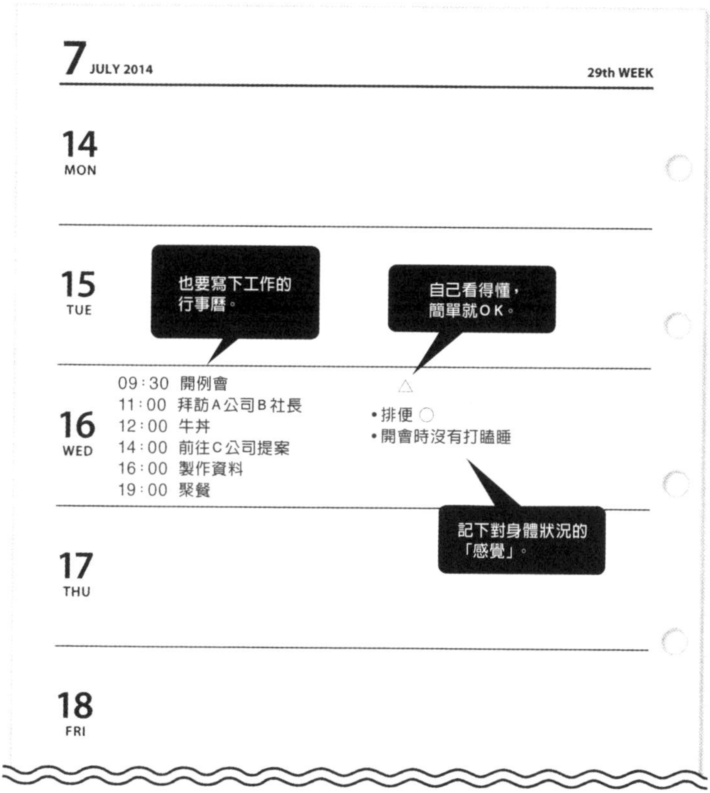
7 JULY 2014 29th WEEK

14 MON

15 TUE

也要寫下工作的行事曆。

自己看得懂，簡單就OK。

16 WED
09：30 開例會
11：00 拜訪A公司B社長
12：00 牛丼
14：00 前往C公司提案
16：00 製作資料
19：00 聚餐

△
• 排便 ○
• 開會時沒有打瞌睡

記下對身體狀況的「感覺」。

17 THU

18 FRI

料製作得滿意嗎，和後輩聚餐時吃得比較多的是哪類食物……等等。像這樣簡單明瞭地將工作表現與身體狀況的變化記錄下來，慢慢就會察覺更多重點。

比方說有便秘傾向時，「排便」項目會連續得到好幾個「×」或「△」，這時重新檢視那幾天的飲食，或許會有什麼發現。假設發現是因爲太常吃肉，不常吃蔬菜而導致便秘傾向，此時就會提醒自己「吃東西前要再多想一想才行」。出乎意料的，人們對自己的事往往記不清楚。能把身體狀況和工作表現之間的關聯說清楚的人更是寥寥可數。

請試著回想過去一星期的飲食內容和排便狀態。再試著說明午餐後的睡意程度和下午的工作表現。如果光憑記憶，我頂多只說得出到昨天爲止的狀況。不過，只要拿出身體記錄手冊，雖然只是大概，但至少可以看出一星期，甚至一整個月的整體演變。剛開始的時候，「只是大概」就可以了。

再看看另一個人的身體記錄手冊吧。

看得出來，這位的工作以坐辦公桌爲主。整個上午都在開會和打報告中度過，下午則一直是講習和開會……看來幾乎整天都坐著。這麼一來，運動方面自

身體記錄手冊範例②

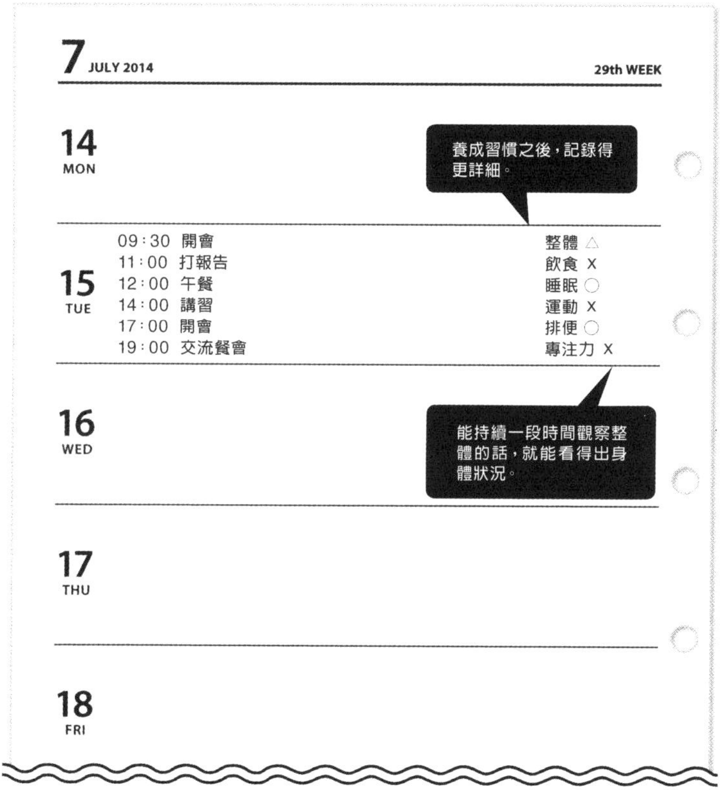
7 JULY 2014
29th WEEK
14 MON
養成習慣之後，記錄得更詳細。
15 TUE
09:30 開會
11:00 打報告
12:00 午餐
14:00 講習
17:00 開會
19:00 交流餐會
整體 △
飲食 X
睡眠 ○
運動 X
排便 ○
專注力 X
16 WED
能持續一段時間觀察整體的話，就能看得出身體狀況。
17 THU
18 FRI

然是×，午餐也是×，大概是坐在辦公桌前吃飯糰吧。連續開會又參加講習，注意力又是個×。從記錄上看來，他對工作的安排似乎不夠平均。

「不知爲何身體不舒服」、「不知爲何注意力無法持續」、「不知爲何業績差」、「不知爲何被上司罵的次數很多」……等等，日常生活中有很多的「不知爲何」。**請試著用身體記錄手冊當作釐清這些「不知爲何」的工具吧。**

在思考工作人的工作表現時，按照的是思考↓行動↓習慣↓成果的順序。其中**最不容易察覺的就是「習慣」，而身體記錄手冊的目的，就是幫助大家察覺自己的習慣**。再怎麼努力也看不到成果時，請檢視一下自己每天的行動模式（不知不覺養成的行動習慣），也請檢視自己是否沒有察覺那些習慣。只有先察覺自己的行動模式和身體狀況，才有辦法提出改善的方案。

在工作上如果沒有分析現狀，一樣無法找出解決方案。透過分析現狀鎖定問題，就能大大提昇解決方案的精準度。光「憑感覺」推動工作，不知道會面臨什

麼樣的風險。日常生活也一樣，如果只是「憑感覺」，說不定會掉進意想不到的陷阱裡。

每個人都希望工作表現不要下滑，不要生嚴重的病，無論生活或工作，只要是能避開的風險都想避開。爲此，請務必試試能有效找出風險的身體記錄手冊。

36

利用「頭痛記錄手冊」控制自己

用慣身體記錄手冊後，還會找到屬於自己的用法。我也來介紹一下自己使用身體記錄手冊時的特殊用法吧。

其實我有偏頭痛的毛病。「偏頭痛」是頭痛的一種，發作時頭部單側或兩側劇烈疼痛。伴隨嘔吐感的這種頭痛，會以一定週期發生。通常一個月一到兩次，多的時候一星期可能產生一到三次突發性的強烈頭痛。脈動般的疼痛，身體一動就會變得更痛，伴隨噁心想吐的感覺，對光線或聲音敏感。特徵是好發於二十幾到四十幾歲的女性身上。

我的偏頭痛大概每個月會來襲一次。一旦開始頭痛就沒辦法好好工作。當然不得不吃藥，可是如果沒有吃對時間，工作表現至少會有半天滑落谷底。以我的狀況來說，頭痛之前會有「前兆」，大約十到二十分鐘的時間，會出現眼冒金星、妨礙視野的「偏頭痛視覺幻影」症狀。一出現症狀我就會立刻服藥，找一間陰暗的房間躺下來休息。感覺就像等待暴風雨過去。幸好，只要應變方法對了，過兩小時左右頭痛就會減緩，可以回到工作崗位。只是，如果誤判情勢，抓錯服藥時機的話，工作表現下滑的時間就有可能拉長。忙碌的時候即使只休息半天也是致命的傷害。有頭痛宿疾的人一定明白，頭痛時想集中注意力有多麼困難。因此，**分析偏頭痛的發生模式，「做好準備」是很重要的事。**

現在**拜身體記錄手冊之賜，我已經找到自己發生偏頭痛的模式了**。長期記錄偏頭痛發生時的狀況，從中看出引起偏頭痛的模式。以我的狀況來說，睡眠不足、前一天喝太多酒、電腦使用過度（連續幾天製作資料等等），只要這三點湊在一起，就會以相當高的準確率發生偏頭痛。記錄身體手冊一陣子之後，我便發現了這個傾向。當然，如果能預先改變行動最好，如果無論如何都無法修改行程時，至少可以隨時把藥帶在身上，或是錯開其他工作等等，盡可能地做出對策。

再談談另外一種頭痛給各位參考吧。這種頭痛困擾了許多工作人，尤其是女性，稱爲「緊張型頭痛」。據說這是最多人罹患的頭痛類型，別名「肌收縮性頭痛」，原因是脖子到頭部的肌肉因爲某種原因而收縮緊繃（也就是「肩頸酸痛」）造成的。

緊張型頭痛持續一輩子的機率爲百分之三十到五十，許多人可能一輩子都會受這個毛病折磨。儘管對日常生活的影響較低，一旦成爲慢性病，也有可能惡化爲日常生活的障礙。

頭一開始痛，不但無法集中精神好好聽別人說話，看電腦螢幕也會讓頭愈來愈痛。別人無法從外表看出你的頭痛，你也無法說明頭痛嚴重的程度。駝背等姿勢不良的人，或是肩膀和脖子的肌肉較少的人，由於容易肩頸僵硬，據說比一般人更容易有頭痛的毛病。頭部的重量約爲三公斤，肩膀每天必須支撐三公斤的重量，也難怪會僵硬痠痛。

此外，上班族工作時緊盯電腦的機會很多，血液容易滯留在肩膀或頸部。這麼一來，肌肉不斷累積疲勞，肩頸僵硬的情況只有惡化一途。特別是「脖子較細」及「肩膀較斜」的人，因爲支撐頭部的肌肉比一般人更弱，更應注意頭痛的問題。如果身體記錄手冊裡有「頭痛」項目的話，可以順便記下肩膀僵硬或眼睛疲勞發生的狀況。例如看幾小時的電腦會頭痛、維持同樣姿勢幾小時會頭痛、是否幾乎沒有時間運動身體……等等。長期記錄下來，就能找出這些狀況和頭痛之間的關聯性。

感覺身體哪個部分特別虛弱時，也可以在身體記錄手冊裡開闢一個項目來記錄。我有個朋友因爲腸胃不好，所以便每天記下腸胃的狀況。只要掌握一定程度的關聯性，就可以想辦法採取行動，從行事曆中摸索出斷絕原因的方法。這麼一來，**原本只能治標的麻煩頭痛，在「察覺」之後可能達到一定程度的控制。**

本節雖然以我的偏頭痛爲例說明，腰痛等毛病一樣可以在「看得見」自己的身體狀況後，事前察覺發作的徵兆。

37 大便是不疲倦身體的參考指數

各位會仔細觀察自己的大便嗎？還記得老是吃燒烤或拉麵等油膩食物時的大便性質和形狀嗎？吃較多蔬菜或乳製品時的大便性質和形狀又是如何呢？連續熬夜或持續緊張的日子，是不是比較容易拉肚子？

其實，大便可以說是**打造不疲倦身體時的參考指數**。只關心「有拉」還是「沒拉」的人應該很多吧。

請務必善用身體記錄手冊，開闢一個「大便」項目，養成確認每天大便狀態的習慣。

當醫生的人都很關心自己大便的性質與形狀。換個說法，只要觀察大便，自

己的身體狀態就能一目了然。

大便可以說是少數自己能用來確認健康狀態的工具。疲倦的時候，也就是身體狀態不好的時候，大便比較臭，顏色偏黑，容易沉入水中，直接控訴著身體正處於不適的狀態。

做為參考，以下列出相對理想的大便狀態。遇到拉出理想大便的日子，請記得在身體記錄手冊上記下「◎」喔。

【理想的大便】

顏色：黃色～黃褐色。
份量：相當於兩根香蕉的量。
氣味：不重（帶點甜酸味更好）。
硬度：和牙膏差不多，稍微飄浮於水面。
排便時：不需用力即可輕易排出。擦過的衛生紙也不太髒。

關於大便如何傳達身體不適的訊息，我這裡有個小故事可以分享。在我的朋友中，有這麼一位工作人，經常瀉肚子。剛開始他以為是飲食的影響，推測是吃了生冷的東西或飲酒過量造成腹瀉。我聽他描述了幾次之後，發現他的腹瀉似乎有一定的規則可循。比方說重要面談前、談大生意的時候，或是和高層聚餐前……這些時候瀉肚的機率很高。這是許多正在職場上打拚的工作人都會發生的典型壓力型腸躁症。

腸躁症是反覆出現腹痛、腹脹等腹部症狀，伴隨腹瀉或便秘等通便異常的慢性疾病。好發於二十幾歲到四十幾歲的人身上，有時甚至會對學業或就業造成影響，是近年來逐漸受到重視的疾病。

我的朋友因為症狀還算輕微，始終沒有視為疾病看待，還以為只是飲食造成的腹瀉。要是能早點使用身體記錄手冊檢視工作與排便狀況的關係，說不定能更早發現。他現在正在專科醫院接受治療。

到這裡為止，我為各位介紹了身體記錄手冊的具體使用方法和效果。再重複一次，想打造不會疲倦的身體，第一步是知道自己努力到什麼程度就會疲倦（身體不適）。

也就是說，要知道自己疲倦的極限在哪裡。因此，持續使用身體記錄手冊「看出」身體的狀況是很重要的事。

38

心情不需跟著健康檢查的結果起伏

如果每天記錄身體手冊和觀察大便狀態是小考，接受健康檢查或健康診斷就是一年一度的升級考或檢定考了吧。不管怎麼說，健康檢查都是一件特別的事。懷著緊張的心情看結果報告這一點，也和考試等放榜時的心情很像。

不過，其中也有些人似乎把檢查結果的正常數值當作免死金牌，說出「肝臟機能好像沒問題，晚上盡情喝酒慶祝吧」之類的話。另一方面，也有人只因爲檢查結果有點不好，甚至只是數字比正常數值差了一點，就一副大病臨頭的樣子，過度沮喪失落，茶不思飯不想，結果反而眞的生病了。這聽起來雖然很像笑話，實際上一點也不好笑。

首先，希望大家可以明白一件事。正如開頭提到的，**健康檢查或健康診斷測出的充其量只是「當天的」數值。同時，檢查結果其實沒有「正常」這回事**。過去雖然常用「正常值」這個詞彙來表現，因為經常被誤以為在正常值範圍內的所有結果都是「正常的」，現在許多醫院機關已經改成用「標準值」來取代了。標準值原則上指的是將一群健康者（過去沒有生過大病的人）的檢查值去除上下百分之二點五後，剩下百分之九十五內包含的數值。簡單來說，**接受檢查的其中百分之五的人，即使身體再怎麼健康，再怎麼活蹦亂跳，檢查結果還是會被判別於「非標準值」**。

此外，就算數值仍在「標準值內」，檢查項目之中還是會有容易出現異常值的項目。有時明明身體健康正常，卻因檢查當天的心理狀態和飲食而檢測出異常的數字。以下整理出其中最具有代表性的幾個項目：

1. 中性脂肪

有時是檢查前一天吃多了高油脂的食物，有時是前一天喝酒喝得比較晚，這些情況都有可能造成中性脂肪的數值暫時上升。

2. 尿蛋白

攝取富含較多蛋白質的食物，或是從事劇烈運動後，尿蛋白值都有可能呈現陽性。此外，壓力大的時候，即使沒有生病也會出現尿蛋白檢測陽性的結果。

3. 總膽固醇

飲食對總膽固醇的影響比較小，不過停經後的女性，總膽固醇數值有比停經前女性高的傾向。

4. 血壓

有時在醫院量血壓會比在其他地方量還高。這是因為在周遭穿白袍的醫生與護士環繞下，容易感到緊張，致使血壓升高。這種情形也可稱為「白袍高血壓」。如果平時量血壓都在正常範圍內，那就不用太過在意（關於血壓，下一節會有詳細敘述）。

檢查結果偏離標準值時，當然也有可能是疾病的警訊，有時也必須遵從醫生指示，繼續進行更精密的檢查。

只是，標準值充其量只是「大多數健康者的數值範圍」，想成**大致上用來判斷健康與否的參考數值即可**。

還有，健康檢查也和身體記錄手冊一樣，不能只看一次（點），必須要看連續一段時間的結果（線）。換句話說，必須每年接受健康檢查才有意義。更進一步說，最好可以在與去年相同醫院接受檢查，比較去年與今年的數字。

與其讓情緒跟著數值起伏，不如傾聽自己「身體的聲音」，防患疾病於未然。

39

把血壓想成股價吧

近年來，電視上的「健康綜藝節目」或一般雜誌的健康特輯，經常做的主題就是「高血壓」。和以前比起來，除了最近市面上也買得到一般家庭用的簡易血壓計外，有些健身房也會設置量血壓的設備，「血壓」對我們來說或許已不是陌生的存在。

然而，正因不陌生，反而會產生弊端。那就是「被血壓計上的數字影響」。對於每天盯著銷售報表、結案日期、營業成績……必須對種種數字做出判斷的工作人而言，堪稱最容易陷入的陷阱。

所以，一定要請大家記住的是，**血壓數字即使有一兩次超過正常值範圍，也不需要太驚訝**。其實，就連同一天量的血壓數字也不一定相同。血壓會隨著飲食、喝酒、運動、入浴、工作等等狀況產生變動。某天起床後立刻量，另一天是洗完澡後量、再另外一天是去健身房運動之後量……這種量法，會量出一兩天偏高的數值也是理所當然。

我經常告訴病患一句話：**「請把血壓想成股價。」股價的長期變動比短期變動重要，血壓也一定要看經年累月的數值變化。**就像股票的「箱型理論」，重要的是觀察一定期間內的數值演變。血壓唯一和股價不一樣的地方，就是千萬不能只漲不跌。

一般來說測量血壓時，在診療室（在醫院或診所由醫生或護理師進行）測量時，超過140/90mmHg，在家庭測量時超過135/85mmHg就應視爲「高血壓」。自覺症狀有頭痛、暈眩、肩頸僵硬、水腫、心悸等。不過就算出現以上症狀，原因也未必是高血壓。高血壓最難以判斷的一點，就是沒有確定的自覺症狀。換句話說，高血壓很可能在病患本人沒有察覺的狀況下惡化，直到併發腦中風、心肌梗塞、腎功能衰竭時才發現。**重要的是不厭其煩每天持續測量記錄，就能和工作時常要求的「具體可見」般，看出風險。**

第5章——「不想把疲倦帶到隔天」，只要養成一個習慣——總結

只要使用「身體記錄手冊」，就能讓疲勞「具體可見」

剛開始，只要試著用○◎△X評量每天的身體狀況即可。一個月之後就能看出自己的疲勞重點，藉此調整工作內容，找出一套不把疲倦帶到隔天的法則。

檢查大便是每個人都能做到的簡易健康檢查

檢查每天早上的大便，就能掌握自己的健康狀況。理想的大便條件有「呈現黃色～黃褐色」、「份量約等於兩根香蕉」、「稍微浮在水面」、「擦完的衛生紙不太髒」等等。

不要太在意健康檢查的數值

太執著於一年一度的健康檢查數值，有時反而會讓自己真的成為病人。檢查固然重要，最好還是養成使用「身體記錄手冊」，長時間管理自己的健康狀況。

結語

「為什麼這個人這麼強韌？」

「為什麼能努力到這個地步還不累？」

周遭有很多工作人對工作全力以赴，從不曾露出疲倦的表情，簡直不可思議。我對他們感到好奇，想知道為什麼會這樣，於是一直站在醫學與科學的角度觀察這些「一流的」工作人。結果就是整理出了這本書。

持續觀察在各方面都堪稱「一流」的工作人，讓我明白他們總是能保持高度工作表現的原因是什麼。簡單來說，因為他們大多懂得如何「從疲倦的谷底以最快速度復原的技術」。

沒有人一出社會就能成為一流的工作人。市面上有很多講解如何提高工作成果的商務技術書籍，然而，就算擁有那些技術，還是需要足夠的健康資本才能運用那些技術，進而提高工作成果。可惜的是，目前市面上很少看到關於如何訓練身體、心理與大腦從疲倦中復原的書籍。

想成爲一流需要一套方法論。本書則是將焦點放在那套方法論的基礎——「以最快速度從疲倦中復原的技術」。在書中，我盡可能同時站在醫生與工作人的雙重觀點，將我至今從經驗中獲得的知識傳達給大家。

如果有一百個人，對「疲倦」的詮釋就有一百種。疲倦是一種非常主觀的感覺。同時也是肉眼看不見的麻煩對手。爲了戰勝疲倦，愈能將主觀的感覺以客觀的角度詮釋愈好，這就是戰勝疲倦的重點。在醫療現場，我看過太多誤判疲倦情勢，勉強自己撐著工作的人，結果就是失去健康的身體，不得不離開職場戰線。看到這些人時，我總是會想「要是能多傾聽一點自己身體的聲音，就不會落入這種狀態了啊……」

工作是一場長期戰爭。如果不能持續維護健康的身體、心理與大腦，就無法在這場長期戰爭中獲勝。就像面對我們每天與之搏鬥的工作時一樣，爲了客觀檢視問題，需要先將資料「具體化」。事實上，有太多人無法「具體看見」最切身的問題（也就是「自己」）。本書中介紹的身體記錄手冊，就是建立這份資料的基礎。身體記錄手冊不需要給別人看，只要自己看得懂就可以了。不是一份完美的資料也沒關係，首先只要能找機會眞摯聆聽身體和心靈疲倦時的聲音就夠了。

會拿起這本書的，想必都是對自己要求很高的讀者。善於察覺的你們一定懂得許多知識，只要再加上對身體健康有效率的維護保養，將能成爲工作表現更加出色的一流人士。

希望我能藉由這套將疲倦「具體化」的方式，幫助各位提昇工作表現，更上一層樓。如果對各位的工作成果能做出一點貢獻，那就是我最高興的事。

在此由衷感謝在本書成型的過程中，從企劃階段開始協助我將拙見「具體化」，給了我許多建議的鑽石出版社加藤貴惠小姐。

裘英洙

Beautiful life 52

疲勞不過夜——身兼三職名醫教你如何從疲倦谷底快速回復的V字復原法！

原書書名——なぜ、一流の人は「疲れ」を翌日に持ち越さないのか
原出版社——株式会社ダイヤモンド社
作　　者——裵英洙

翻　　譯——邱香凝
企劃選書——劉枚瑛
責任編輯——劉枚瑛
版 權 部——吳亭儀、林宜薰
行銷業務——林彥伶、石一志
總 編 輯——何宜珍
總 經 理——彭之琬
發 行 人——何飛鵬

法律顧問——台英國際商務法律事務所　羅明通律師
出　　版——商周出版
臺北市中山區民生東路二段141號9樓
電話：(02) 2500-7008　傳真：(02) 2500-7759
E-mail：bwp.service@cite.com.tw
發　　行——英屬蓋曼群島商家庭傳媒股份有限公司城邦分公司
臺北市中山區民生東路二段141號2樓
讀者服務專線：0800-020-299　24小時傳真服務：(02)2517-0999
讀者服務信箱E-mail：cs@cite.com.tw
劃撥帳號——19833503　戶名：英屬蓋曼群島商家庭傳媒股份有限公司城邦分公司
訂購服務——書虫股份有限公司客服專線：(02)2500-7718；2500-7719
服務時間——週一至週五上午09:30-12:00；下午13:30-17:00
24小時傳真專線：(02)2500-1990；2500-1991
劃撥帳號：19863813　戶名：書虫股份有限公司
E-mail：service@readingclub.com.tw
香港發行所——城邦(香港)出版集團有限公司
香港灣仔駱克道193號東超商業中心1樓
電話：(852) 2508 6231傳真：(852) 2578 9337
馬新發行所——城邦(馬新)出版集團
Cité (M) Sdn. Bhd. (458372U) 11, Jalan 30D/146, Desa Tasik, Sungai Besi,
57000 Kuala Lumpur, Malaysia.
電話：603-90563833　傳真：603-90562833
行政院新聞局北市業字第913號

設　　計——copy
印　　刷——卡樂彩色製版印刷有限公司
經 銷 商——聯合發行股份有限公司　新北市231新店區寶橋路235巷6弄6號2樓
電話：(02)2917-8022　傳真：(02)2911-0053

2016年（民105）08月04日初版　Printed in Taiwan　定價300元　**城邦**讀書花園 www.cite.com.tw
　ISBN 978-986-477-054-0
商周出版部落格——http://bwp25007008.pixnet.net/blog

國家圖書館出版品預行編目

疲勞不過夜：身兼三職名醫教你如何從疲倦谷底快速回復的V字復原法！ / 裵英洙著；邱香凝譯.
-- 初版. -- 臺北市：商周出版：家庭傳媒城邦分公司發行, 民105.08　216面；　14.8x21公分
譯自：なぜ、一流の人は「疲れ」を翌日に持ち越さないのか
ISBN 978-986-477-054-0 (平裝)
1. 健康法　2. 疲勞　411.1　105010566

NAZE, ICHIRYU NO HITO WA "TSUKARE" WO YOKUJITSU NI MOCHIKOSANAI NO KA
by EISHU HAI

廣 告 回 函
北區郵政管理登記證
台北廣字第000791號
郵資已付，免貼郵票

104台北市民生東路二段141號9樓

英屬蓋曼群島商家庭傳媒股份有限公司

城邦分公司

請沿虛線對摺，謝謝！

書號：BB7052　**書名：**疲勞不過夜　**編碼：**

請於此處用膠水黏貼

商周出版

讀者回函卡

感謝您購買我們出版的書籍！請費心填寫此回函卡，我們將不定期寄上城邦集團最新的出版訊息。

不定期好禮相贈！
立即加入：商周出版 Facebook 粉絲團

姓名：＿＿＿＿＿＿＿＿＿＿＿＿＿＿＿＿ 性別：□男 □女

生日：西元＿＿＿＿＿＿年＿＿＿＿＿＿月＿＿＿＿＿＿日

地址：＿＿＿＿＿＿＿＿＿＿＿＿＿＿＿＿＿＿＿＿

聯絡電話：＿＿＿＿＿＿＿＿＿＿ 傳真：＿＿＿＿＿＿＿＿＿＿

E-mail：

學歷：□ 1. 小學 □ 2. 國中 □ 3. 高中 □ 4. 大學 □ 5. 研究所以上

職業：□ 1. 學生 □ 2. 軍公教 □ 3. 服務 □ 4. 金融 □ 5. 製造 □ 6. 資訊
□ 7. 傳播 □ 8. 自由業 □ 9. 農漁牧 □ 10. 家管 □ 11. 退休
□ 12. 其他＿＿＿＿＿＿＿＿＿＿＿＿＿＿＿＿

您從何種方式得知本書消息？

□ 1. 書店 □ 2. 網路 □ 3. 報紙 □ 4. 雜誌 □ 5. 廣播 □ 6. 電視
□ 7. 親友推薦 □ 8. 其他＿＿＿＿＿＿＿＿＿＿＿＿

您通常以何種方式購書？

□ 1. 書店 □ 2. 網路 □ 3. 傳真訂購 □ 4. 郵局劃撥 □ 5. 其他＿＿＿

您喜歡閱讀那些類別的書籍？

□ 1. 財經商業 □ 2. 自然科學 □ 3. 歷史 □ 4. 法律 □ 5. 文學
□ 6. 休閒旅遊 □ 7. 小說 □ 8. 人物傳記 □ 9. 生活、勵志 □ 10. 其他

對我們的建議：＿＿＿＿＿＿＿＿＿＿＿＿＿＿＿＿＿＿＿＿

請於此處用膠水黏貼

Beautiful Life

Beautiful Life

Beautiful Life

Beautiful Life